史上最大の暗殺軍団 デンタルプラーク

奥田克爾 著

Katsuji Okuda

医歯薬出版株式会社

This book was originally published in Japanese
under the title of :

SHIJO SAIDAI NO ANSATSU GUNDAN DENTARU PURAKU

(Dental Plaque Bacterial Mass Is the Greatest Murder)

Okuda, Katsuji
Professor Emeritus, Tokyo Dental College

ISHIYAKU PUBLISHERS, INC.
7-10, Honkomagome 1 chome, Bunkyo-ku,
Tokyo 113-8612, Japan

はしがき

Preface

わたしは２０１０年に『デンタルバイオフィルム　恐怖のキラー軍団とのバトル』を歯学生や歯科医師向けに医歯薬出版から，そして，２００１年に『命を狙う口のなかのバイキン』，２０１０年に『口に潜む恐怖のバイキン集団』を歯科医院の待合室用に一世印刷から出してきました。

今回，『史上最大の暗殺軍団デンタルプラーク』を医歯薬出版から発行するきっかけは，抜歯後に敗血症で命が奪われた患者さんの訴訟事例に関わったこと，増え続けている感染性心内膜炎の症例や中学生の矯正治療の便宜抜歯後に膝関節腔内でバイオフィルムが形成されて2ヶ月間入院した症例などの相談を受けていたことです。それらの病原体は，誰もの口腔内に棲みついている細菌でした。

デンタルプラークが口腔内感染症の原因だけでなく命さえ奪うテロ集団であることをターゲットにしています。肩が凝らないように読んで欲しいと願いながら，今までの出版本や雑誌で発表してきた内容に，口が病気の入り口にならないためにどうすべきか最新情報を加えたものです。

デンタルプラークは歯垢とされていますが，実態は１００％が細菌と細菌がつくったぬるぬるの物体です。健康破綻は口から始まることについて過去の発表を解説したうえで，健康ライフを送るためにデンタルプラーク細菌を暗躍させないためにはどうすべきか，細菌学の視点で書きました。厚生労働省の長寿科学総合研究事業に，12年間にわたり係わることができ，口腔ケアに関して他大学との共同研究，臨床系大学院生の研究，歯科衛生士の口腔ケアの取り組みなども本書に取り入れています。

根拠に基づく医療（ＥＢＭ）とは，予防を含めて「良心的に，明確に，分別をもって，最新最良の医学的知見に基づく医療」です。治療効果，副作用，予後，予防を客観的に評価した臨床データに根拠を求めることが基本にあります。ＥＢＭには，イギリスの国民保健サービスによるコクラン共同計画からの情報が広く活用されています。コクラン共同計画は、医療関係者に限らず人々がヘルスケアの情報を知り判断することに役立つ国際プロジェクトです。本書では、コクラン共同計画の歯科医療や口腔疾患予防に関する情報も紹介します。

山田　毅先生は、大阪大学医学部を出られて大阪大学微生物研究所に勤務された後、長崎大学歯学部で教鞭を取られた結核菌研究などの第一人者です。わたしは、非常勤講師として長崎大学で講義する機会をつくっていただき、口腔内細菌の病原性を熱く語り合うことができました。山田先生は、『病原体とヒトのバトル』を医歯薬出版から2005年に発刊されています。次いで、『口腔病原体が誘う死のスパイラル』を2012年に上梓されています。それらの本は、医学、歯学、薬学などの学生を対象に書かれており、わたし達の研究内容もいくつも紹介されています。それらの本に啓発されながら、本書では臨床に則した内容を分かりやすく書くことを心掛けました。

数百種類の細菌がコミュニケーションを取りながら、唾液や歯肉溝液を主な栄養源としてバイオフィルム集団となるデンタルプラークは、う蝕や歯周病の原因であるだけではなく、毎日数百人もの日本人の命を奪う肺炎の原因となっています。また、デンタルプラーク細菌は、血流に入り込んで循環障害の引き金になり、動脈硬化症の新しいバイオマーカーとして歯周病が取り上げられるようになりました。さらに、デンタルプラーク細菌集団は糖尿病、脳内出血、動脈硬化、アレルギー疾患などを引き起こすこともあります。新型インフルエンザに対する恐怖が高まるなか、咽頭を含む口腔内バイオフィルム細菌集団は、インフルエンザウイルスのサポーターとなってしまうこと、インフルエンザ流行の季節になってからでなく日頃からオーラルヘルスが肝腎であることも盛り込みました。

本書が多くの人達に読まれて、「健康ライフはオーラルヘルスから」を知って欲しいと願っています。

CONTENTS

CONTENTS

DENTAL

第1章

繰り返されてきた証言「健康破綻は口から始まる」

PLAQUE

ヒポクラテスは、紀元前5世紀にエーゲ海のコス島で生まれたギリシャ人です。それまで、病気は自然現象としてやって来るものとされ、祈祷や呪術で追い払うということがなされていました。ヒポクラテスは、病気を科学的に捉えてその治療にあたったことから、医学の父とか医聖といわれています。

医療に携わる人達が学んで実践しなければならない規律に「ヒポクラテスの誓い」があります。「自身の判断に従って、患者に利があると思う治療法を選択し、患者に害をおよぼす治療を選択すべきではない、そのことによって患者の信頼を得ることができる」ことなどが書かれています。

ヒポクラテスは、多くの患者を観察して「歯周病があれば、全身の健康が害される」ことを見いだしました。そして、自らつくったスケーラーで歯周病の治療を行っていました。細菌などの存在など知られていない時代に、歯周病の治療の重要性を説いていました。

ヒポクラテスが歯周病の治療を行うと、全身の健康の回復になることなどをたくさんの弟子に教えていたのは、プラタナス（すずかけ）の木陰です。そのプラタナスの枝の挿し木（クローン、clone）が、日本の大学のいくつかのキャンパスにあります。東京歯科大学の千葉キャンパスにもその挿し木があります。ついでながら、カレッジ（college）の意味は林に語源があることを述べておきます。

DENTAL PLAQUE

息子がう蝕で命を奪われた歯科医師の取り組み

ウェストン・プライス博士は、一人息子が16歳の若さでう蝕の進行によって命を奪われたことをきっかけに、アメリカ歯科医師会研究所の所長などとして、口腔感染症が命を奪う疾患となることを明らかにされた。その後、う蝕のない人々の生活や食事について世界中を旅して調べました。それらを『栄養と身体の退化』と

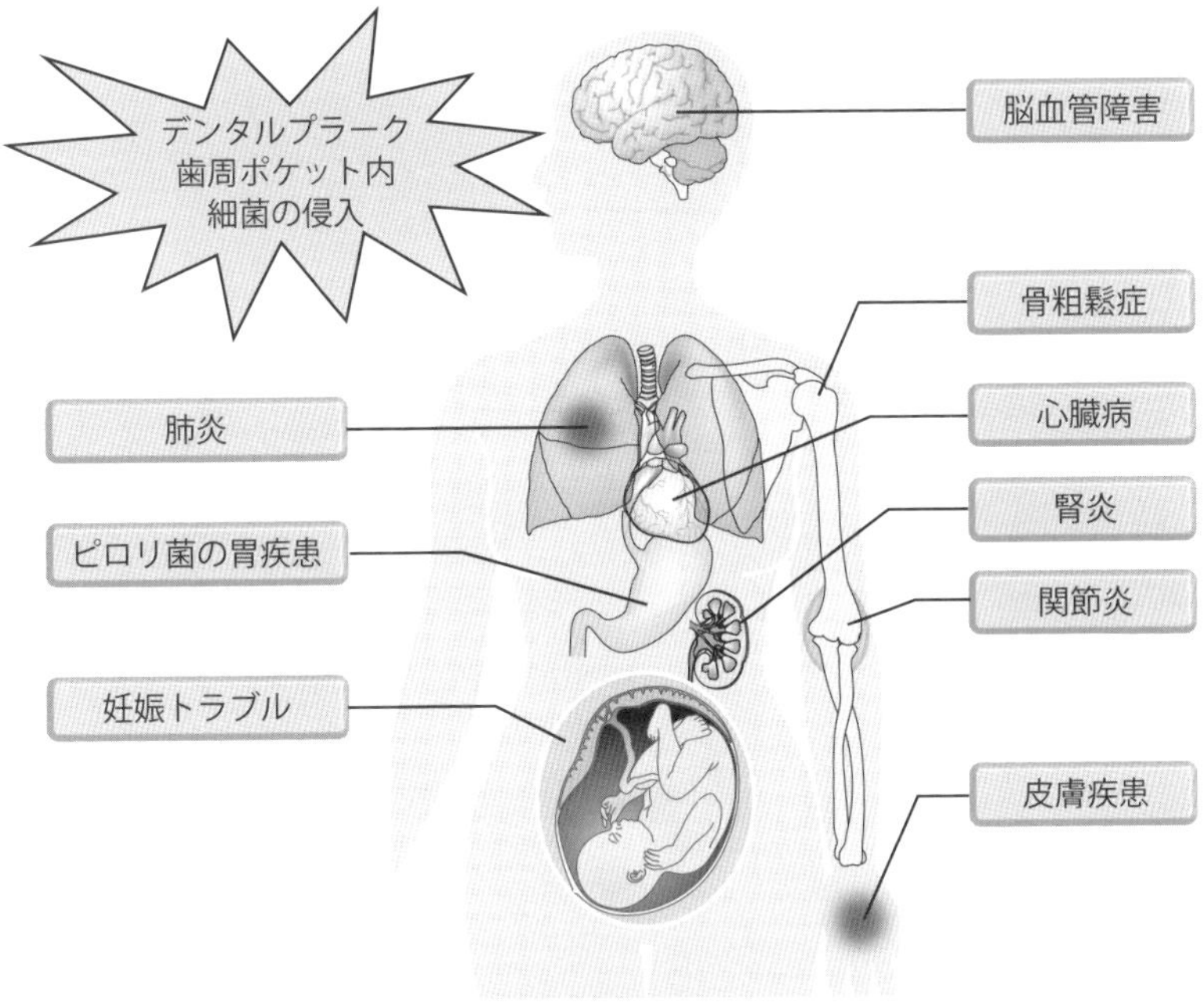

Fig-1 デンタルプラーク細菌や歯周ポケット内の細菌や毒素などは、頻繁に血流に入り込みます。また、唾液に混入した細菌は、就眠中に気管支や肺まで流れ込んでしまいます。そのため、この図に示したようなさまざまな全身疾患の引き金になり、その病気の悪化に加担してしまいます。

いう本に残しています。この本は、歯科医師の故片山恒夫先生が中心になられて、彼の教え子でわたしの同級生の土居元良君が理事長を務めるNPO法人恒志会で『食生活と身体の退化』として訳本が出されています。世界各地の調査を「母なる自然に添う時、生命は完全な花を咲かせる」と、200枚を超える写真とともに発表されていました。

プライスは、精製された砂糖（スクロース、蔗糖、白糖）のない自然食をとることでう蝕のない生活が可能であることを多くの写真で示し、生活に自然食を取り込まなければならないことなどを書いています。う蝕は、砂糖を生活習慣に取り入れることに始まることを明らかにしました。

プライス博士は、ハーバード大学の医学部教授など60名におよぶ共同研究者と数千名の患者とその家族を診察して治療するとともに「歯科感染症が命を奪う」ことについて動物実験で繰り返して証明された。

現在では許されることのない、４、０００羽ものウサギを使って、う蝕など口腔内に慢性感染症がある場合、二次的に循環障害、腎炎、関節炎、皮膚炎、妊娠トラブルなどに関与することを示しました。すなわち、口腔内に疾患があると、内臓にも病気が起こるという因果関係を明らかにしました。

口腔内慢性感染症が一次病巣すなわち原病巣で、その病原菌や産生する毒性物質が各臓器に移動して、免疫応答を介して二次的に遠隔臓器の疾患をつくる症例を示しています。そして、一次病巣がう蝕や歯周病の口腔内慢性感染症の場合、二次的に他臓器で疾患を起こすことを、ウサギを用いた実験でも証明しました。

１９２３年に発行されたプライスの『口腔内感染症と全身疾患の関係』には、進行したう蝕や歯周病の慢性感染症が、アレルギーの誘発、メタボリック・シンドロームへの関与、妊娠トラブルの原因、さらにはインフルエンザで死亡率を高めることなどが記載されています。１９２６年プライスは、その１、１４４ページにおよぶ二冊の本を東京歯科大学に寄贈していますが、日本語の訳本がありません。口腔慢性感染症の怖さを知ってもらうために全訳に取り組みたいと考えています。

DENTAL PLAQUE

「死と歯科医学」の衝撃

シンシナティー大学医学部のマーチン・フィッシャー教授は、『死と歯科医学』（Death and Dentistry）という本を１９４０年に出版しています。冒頭に「歯科医師は、歯を守ろうとすることに夢中になり、口腔内の慢性感染症の本質を見失って、患者を死に追いやっている」と書いています。

可能な限り歯を残そうと取り組む歯科医師にとって、その衝撃は筆舌に尽し難いものであったと思われます。プライスが「歯科医師は歯科疾患の急増に責任をもち、その治療法を慎重に検討すべきであり、取り除くことが至難な歯根尖病巣のある歯の治療を続けるべきでない」と警鐘を鳴らしていたことに、フィッシャーは賛同していました。

フィッシャーは、「歯を保存する治療に伴う隠れた副作用や駆逐されないで生存し続ける細菌は、命さえ奪う疾患を引き起こしてしまうことを認識した歯科医師は殆どいなかった」と書いています。彼は、歯科治療中に口腔内の細菌が血流に入り込んで、心臓の弁膜の傷に付着して増加し、細菌性心内膜炎を起こした症例をあげています。さらに、歯周局所の細菌は、慢性虫垂炎、出血性疾患、アレルギーに基づく疾患をもたらしてしまうことも、詳細に記載しています。

フィッシャーの『死と歯科医学』は、歯科医師だけでなく医師向けにも口腔内慢性感染症の恐ろしさを説いたものです。この本が長崎大学の熱帯医学研究所にあることを知り、取り寄せて読みました。ペーパーナイフでカットして読むようになっていました。わたしは、カットしながら読んだページごとに口腔内慢性感染症の恐ろしさと、歯科治療の難しさを知ることができました。

日本の歯科界は、８０２０運動を定着させてきています。治療のできない全身の健康を蝕む細菌の巣窟となる歯を残すことは、「ヒポクラテスの誓い」に反します。８０２０運動は、歯科疾患予防を最前線におくべきであるとの想いが、本書の執筆に駆り立ててくれました。

DENTAL PLAQUE

医学部教授が明かした「歯の病気が命を奪う」

アメリカには、フィッシャー教授以外にも口腔細菌による敗血症、心臓疾患などの重篤な疾患が命を奪うといい続けてきた医学部教授達がいました。

ハーバード大学の予防医学衛生学教授のミルトン・ロスノー教授は、腹痛、便秘、下痢などを伴う患者の結腸粘膜大腸炎から分離したレンサ球菌をウサギの静脈に接種したところ、同様の腸炎が起きることを証明しました。

ロスノーは、そのレンサ球菌の感染源は、歯根尖病巣であることを突き止めました。その病変の細菌を培養して、ウサギの静脈内に接種したところ、72時間後にウサギは出血を伴う壊死性大腸炎になり、その部位から患者と同じレンサ球菌を分離できることを証明しました。さらに、分離されたレンサ球菌をイヌの歯髄に感染させたところ、歯根尖に膿瘍ができ、16ヶ月後には大腸炎を発症することを明らかにしました。

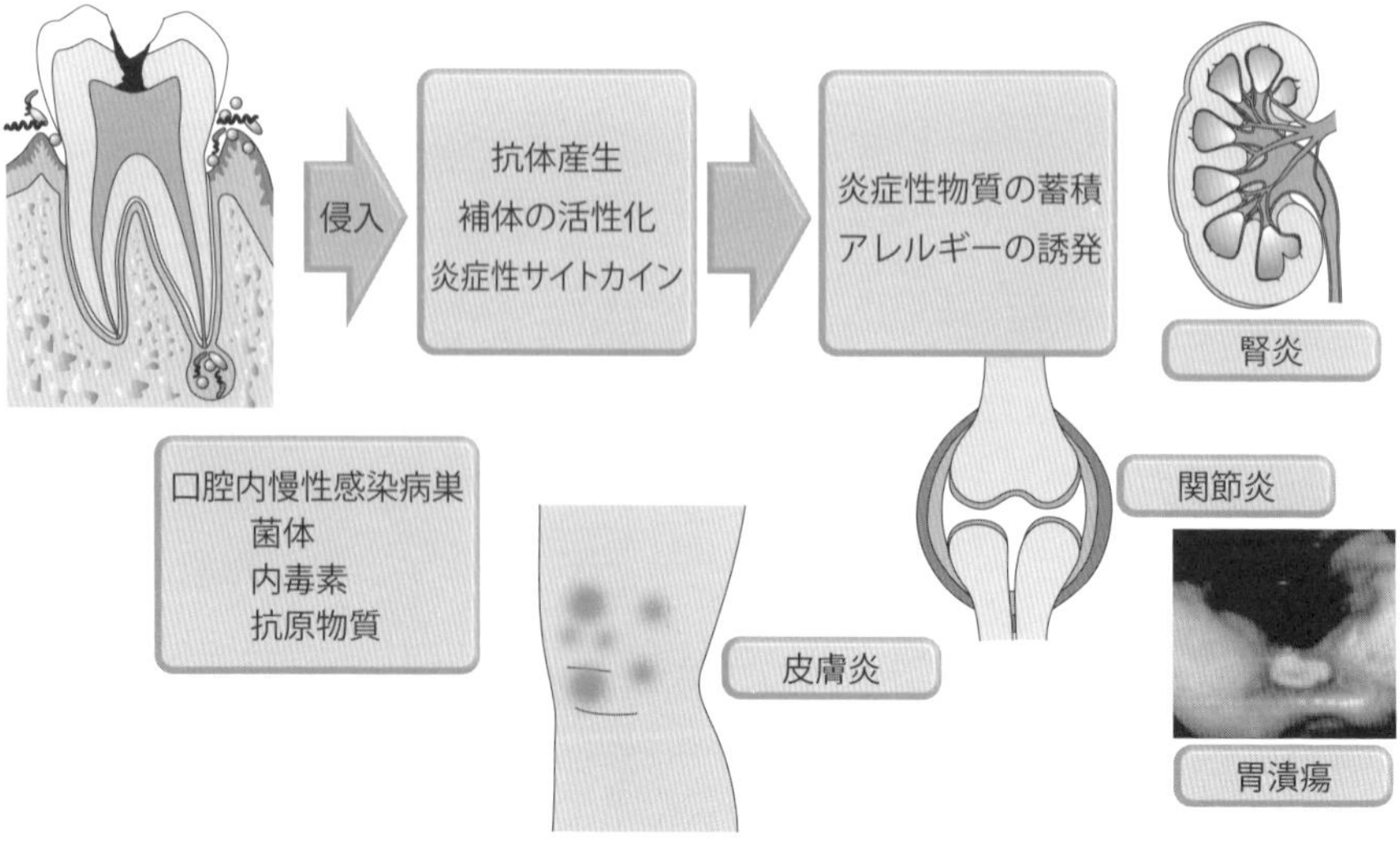

Fig-2 口腔内慢性感染症が一次病巣でその菌体、つくり出す毒素や酵素、抗原物質が体内に入り込み、直接ならびに免疫応答を介して二次的にさまざまな疾患の原因になります。

ロスノーは、さらに歯根尖病巣のレンサ球菌が、腎炎、膀胱炎、胃潰瘍、関節炎、神経系疾患などの原因になることを1,000匹ものイヌを使った実験でも明らかにしました。それらの実験結果を踏まえて、「歯根尖病巣の細菌は命を奪う疾患の原因である」とアメリカの医師会雑誌や歯科医師会雑誌などに発表しました。

シカゴ大学医学部のフランク・ビリング教授は、歯根尖などの口腔内慢性感染症が第一次病変で二次的に他の臓器の疾患をもたらしているたくさんの症例を示しています。そして、その歯を抜くことにより病巣が摘出され、二次病変が改善され、治癒することを明らかにしました。

ビリングは、口腔内から分離したレンサ球菌をウサギの静脈に接種すると、その細菌による心内膜炎が発症することを実証しています。また、多くの慢性関節リウマチ関節炎の原因は、扁桃や歯周組織に感染しているレンサ球菌であることを突き止めています。そのレンサ球菌をイヌの歯髄腔に感染させると、心臓の弁膜に病変が現れることを、たくさんの論文で発表しています。

このように、アメリカの医学部教授達は、疾患を誘発するのは口腔内の慢性感染症の病原菌であることを、患者を診ることから知り、それを多くの実験動物を使って証明していました。

DENTAL PLAQUE

口腔内の善玉菌ジキルは暗殺者ハイドに変身する

デンタルプラークで最も数の多いのがレンサ球菌です。う蝕も歯周病にも関与の少ない、いわば口腔内善玉菌ともいわれるレンサ球菌は、ストレプトコッカス・サングイニス（*Streptococcus sanguinis*）です。このサングイニスは血液の意味です、血液から頻繁に検出されたため「血液のレンサ球菌」と命名されました。

イギリスの小説家スティーブンソンが、1886年に出した『ジキル博士とハイド氏の奇妙な事件』通称

『ジキルとハイド』は、二重人格を題材としたものです。ジキルは誰からも信頼される紳士ですが、夜になると暗殺者のハイドに変身するという筋書きです。

血液のレンサ球菌ストレプトコッカス・サングイニスは、口腔内では大腸菌や破傷風菌などが口腔内に定着しないように攻撃する善玉菌としてはたらきます。ところが、血液中に入り込むと、マクロファージなどの食細胞に抵抗して菌血症を起こします。また、心臓弁膜に傷のある場合、その部位に付着して細菌性心内膜炎を起こすことも少なくありません。すなわち、ストレプトコッカス・サングイニスは、口腔内ではジキル博士のように善玉菌として振舞いながら、血液中に入り込んで暗殺者ハイドに変身することがあります。細菌性心内膜炎は、うっ血性心不全、栓塞症、脳卒中などを併発する命を奪う感染症です。

現在、心臓弁膜の手術を受ける患者や心冠状動脈狭窄部にステントを使う患者が増えています。その部位にストレプトコッカス・サングイニスがへばりついて集団になってしまうことがあります。そのため、心臓外科医などは、手術前の口腔内細菌を極力減らすことの勧告や術前の抗生物質投与を行っています。

多くの細菌は、菌体の表面にねばねばの物質をつくってスクラムを組むように集団になることができます。生物（bio）が層状のフィルム（film）になるのがバイオフィルム（biofilm）です。細菌がどのようにしてバイオフィルムになるのかについては、次章から述べますが、デンタルプラークは複数の細菌がコミュニケーションをとって集団となったバイオフィルムです。

感染性心内膜炎の原因菌のほとんどが口腔内細菌で、傷のある弁膜に付着してバイオフィルムを形成することが原因です。ストレプトコッカス・サングイニスやストレプトコッカス・ミュータンス（*Streptococcus mutans*）などの口腔内レンサ球菌は、バイオフィルムを形成して細菌性心内膜炎を起こします。

進行の速い侵襲性歯周炎の病原性アグレガティバクター・アクチノミセテムコミタンス（*Aggregatibacter*

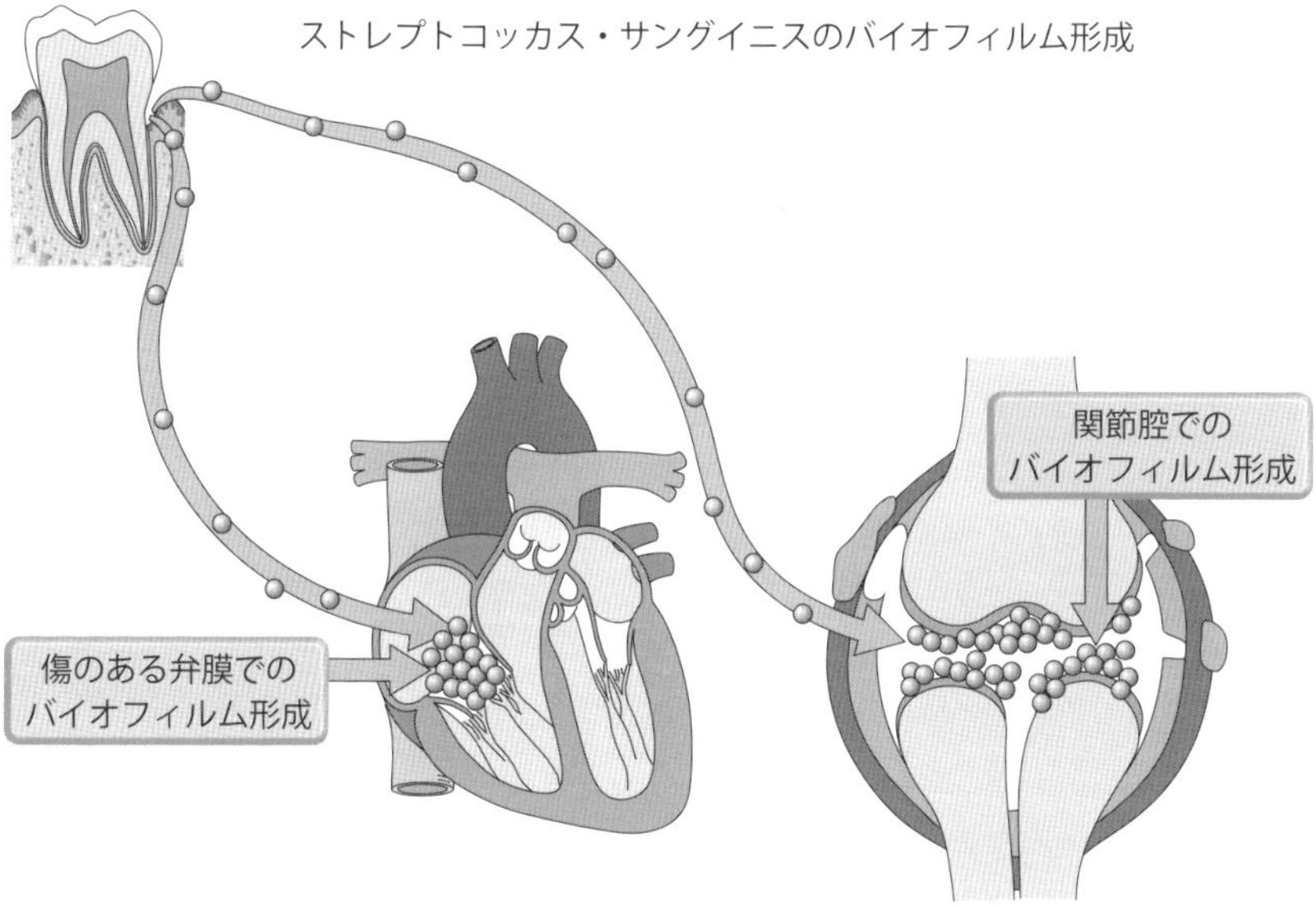

Fig-3　デンタルプラークに多いストレプトコッカス・サングイニスは口腔内に入り込む腸内細菌などを攻撃したりする口腔内善玉菌といえます。しかし、一旦血流中に入り込めば、バイオフィルムとなって細菌性心内膜炎や関節炎を引き起こす悪玉菌になります。

actinomycetemcomitans）も心臓弁膜にバイオフィルムとなって細菌性心内膜炎を起こします。この菌はアクチノバチルスといわれていましたが、菌体の周囲にある長い線毛などを使って凝集（aggregation）することからアグレガティバクターと命名されました。この凝集した細菌集団は、バイオフィルムそのものです。

　細菌性心内膜炎リスクの高いのは、妊娠初期に風疹に罹った母親から生まれたこどもやリウマチ熱になって心臓弁膜に傷ができてしまったこども達です。そして、心冠状動脈にステントを入れた患者、ペースメーカーや不整脈デバイスを装着した高齢者などもハイリスクです。事実、それらの高齢者の感染性心内膜炎の患者は増え続けています。

　はしがきでも触れましたが、血管外科の医師から相談を受けた、ストレプトコッカス・サングイニスが心臓弁膜につくったバイオフィルムのエコーの写真は、心臓弁膜にへばりついて吹き流しのように揺れているものでした。一旦バイオフィルムになってしまうと、抗生物質はバイオフィルムに入り込んで作用することができないため、治療が極めて難しくなってしまいます。

敗血症の病原体も口腔内細菌であることが少なくありません。敗血症のハイリスク者は、口腔内に慢性感染症のある高齢者です。

アメリカ心臓協会（AHA）は、抜歯や歯周病の治療などの観血処置前に抗生物質を投与すれば、細菌性心内膜炎や敗血症を予防できるとして推奨してきましたが、予防できないとの報告も多くなってきています。歯科治療中の菌血症予防については、第14章と第15章でも説明します。

ストレプトコッカス・サングイニスが、女子中学生の関節腔でバイオフィルムを形成した事例について、相談を受けたことは、はしがきでも書きました。矯正歯科を専門とするため、口腔外科の友人に便宜抜歯を依頼したところ、抜歯一週間後に膝の関節炎で入院となりました。検査の結果、ストレプトコッカス・サングイニスが関節腔でバイオフィルムを形成していたため、その外科的排除手術などのため2ヶ月近い入院を余儀なくされました。この症例に対して予めの抗生物質の投与は必要であったか否か問い合わせを受けました。健康な女子中学生では、一過性の菌血症で済むと考えていたので大変ショックを受けました。

現在、高齢女性を中心に人工膝関節置換術を受ける患者が増えています。その術前にストレプトコッカス・サングイニスなどの口腔内細菌バイオフィルム形成のリスクを下げるために抗生物質投与がなされるようになってきています。

一方、やたらと抗生物質投与するべきでないといい続けていますが、治療前の抗生物質投与や抗菌性洗口液の使用でリスクを下げることができる点については、第14章と第15章でも述べます。

DENTAL

第2章

魑魅魍魎が
バイオフィルム集団
となって棲みつく

PLAQUE

生命の誕生は、約35億年前の細菌です。複数の細胞が集団となった多細胞生物が誕生したのは、細菌誕生の約30億年も後のことです。細菌は単細胞であり続けましたが、単独でばらばらのままで生きてきたわけではありません。細菌が栄養のあるところにたどり着いたら、単細胞同士がコミュニケーションを取りながら集団になり、多細胞生物のように振る舞う生き方ができるようになりました。細菌が集団になったのが、バイオフィルムです。

自然界に存在する細菌は、浮遊したプランクトンのような状態でいることは少なく、何かに付着したバイオフィルムとして生存しています。バイオフィルムは、その場所で細菌が生き続けるための棲家となるわけです。いつも湿っている場所には、さまざまな細菌がぬるぬるしたバイオフィルムとなって棲みついています。濡れたままの雑巾、手入れのゆきとどかない湿った場所は、細菌が集団になってぬるぬるしてしまいます。ぬるぬる、ねばねばのものはスライムで、集団になってモンスターのようになることから、スライムモンスター すなわち「ぬるぬるお化け」などともいわれます。

魑魅魍魎の複数菌種でなるバイオフィルムがデンタルプラークです。

バイオフィルムは、粘着性のある多糖体を菌体の表層につくることによってくっ付き合っています。そのぬるぬる物体は、グリコカリックスとか糖衣といわれます。集団になって頑固にへばりつく手段として菌体外につくることから菌体外物質ともいいます。

談合してバイオフィルム集団になる懲りない面々

DENTAL PLAQUE

細菌が病原性を発揮できるのは、付着するという基本的なステップを踏んでから仲間を増やすからです。細

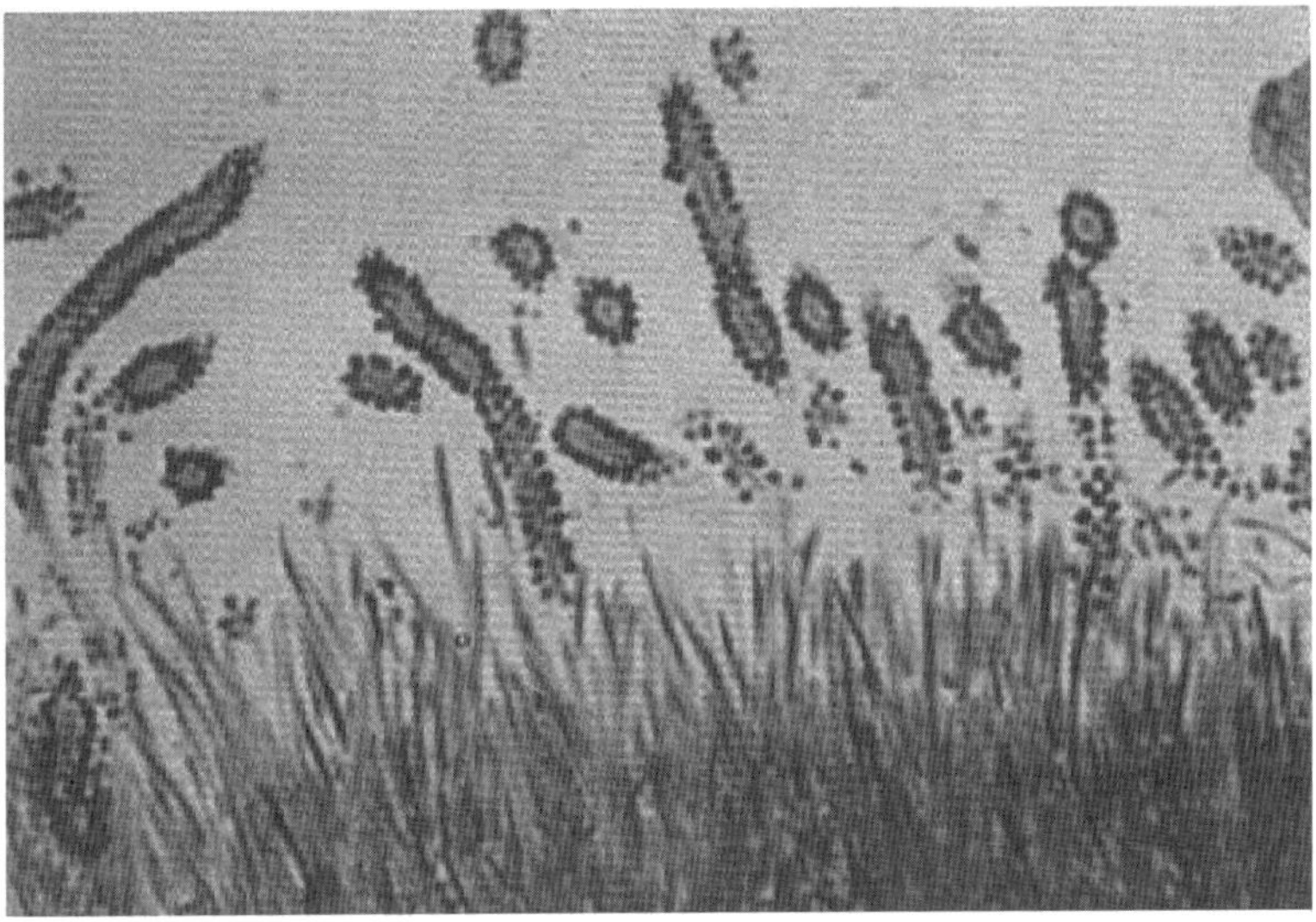

Fig-4　採取した歯間部のデンタルプラークを薄い切片にして顕微鏡で観察したものです。フローラはお花畑を意味することがよく分かります。

菌の付着因子は、菌体周囲にある無数の線毛といわれるたんぱく質の細い毛や前述した菌体表層の多糖体の糊状物質です。粘膜面には大量の粘液や固有の外分泌液があり、細菌の付着を妨げるようなはたらきをしています。ところが、わたし達の細胞には、菌体表層にある線毛などの付着性たんぱく質と結び着ける受容体のレセプターがあります。細菌は自分の付着性たんぱく質と相性のよいレセプターをもつ細胞に結びつきます。

口腔内全体の表面積の25％の歯面には、デンタルプラーク細菌が頑固に棲みつきます。歯肉、舌、頬粘膜、口蓋、咽頭部などにも細菌が付着して棲みつきます。わたし達の口腔内に検出される７００種から１、０００菌種に達する細菌は、歯面や口腔内粘膜の細胞のレセプターを選択して付着しています。

腸内では、５００種類ほどの仲間が、腸内細菌フローラ（flora）をつくって棲みついています。フローラは叢（くさむら）と書きますが、お花畑の意味です。また、フローラという名前は、イタリアの花と春の豊穣の女神に由来しています。

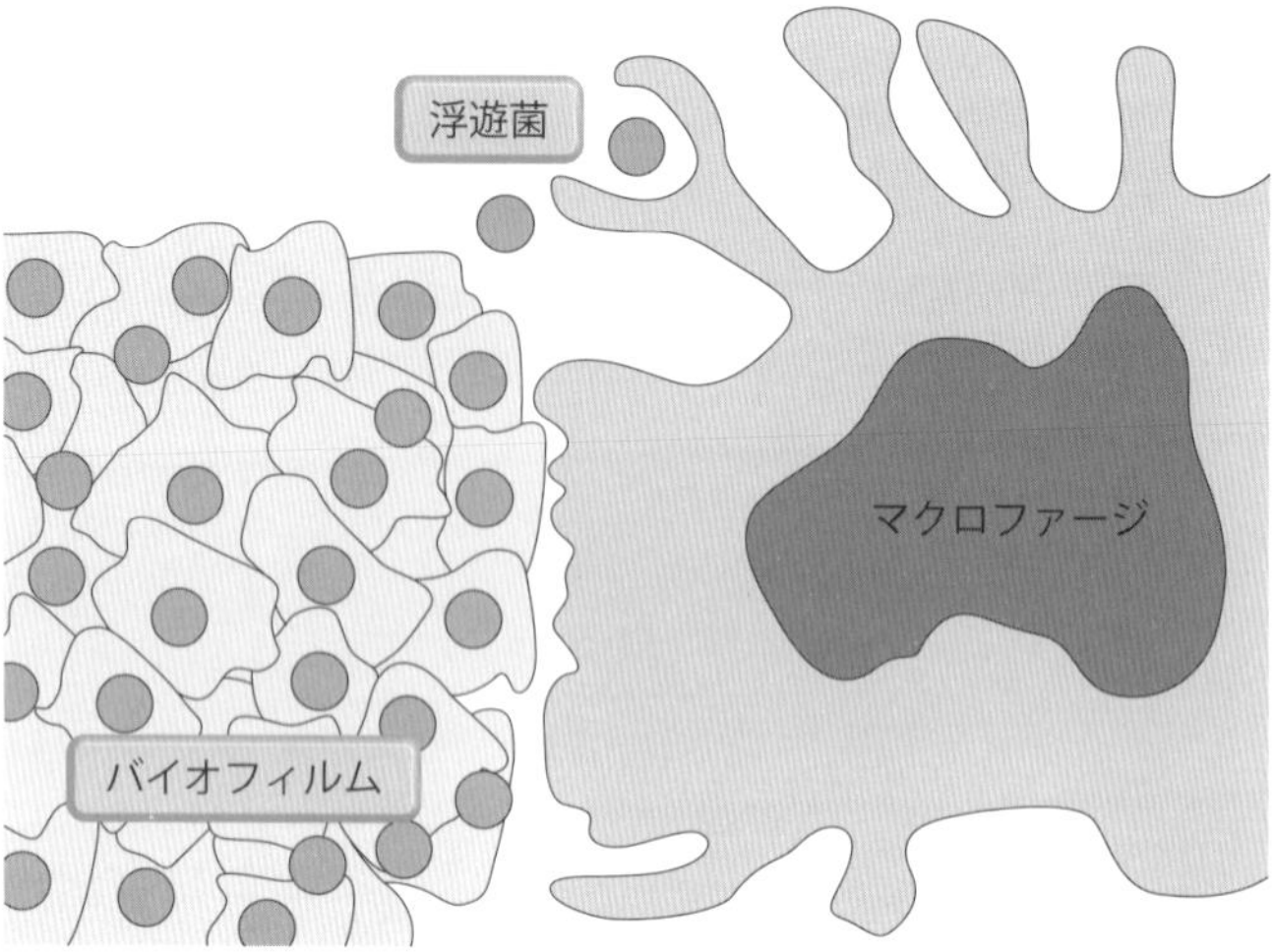

Fig-5　わたし達の体に棲み続ける細菌は、バイオフィルム集団になるべく運命づけられています。単独の菌体はマクロファージに取り込まれてしまいますが、バイオフィルム集団は取り込まれません。

前ページの写真は、歯間部のデンタルプラークを薄い切片にして観察したものです。球菌や線状の細菌が見られます、また、芯になった線状菌に球菌が付着してトウモロコシ状になっているコーン・コブ（corn-cob）が見られます。芯の線状菌と球菌がお互いに結びついてコーン・コブを形成することを実証したのが、わたしの恩師の高添一郎東京歯科大学名誉教授です。

細菌は、単細胞でありながらホルモンやフェロモンともいえる小さな分子でお互いがコミュニケーションを取って集団となることができます。そして、多細胞生物のごとく振る舞いながらわたし達にへばりつきます。

細菌の多くは、直径が1μm程度です。細菌が侵入してくると、食い殺そうとする白血球群が立ち向かっていきます。細菌を貪食して殺してくれる代表の白血球がマクロファージ（MΦ）です。マクロは大きいことでファージは貪って食べる意味ですからマクロファージは、大きな貪食細胞という意味です。

体中に張り巡らされていて、インベーダーの侵入に立ち向かうマクロファージは、出現する部位で呼び方が違います。肺や腹腔ではマクロファージ、血液中では単球、皮膚ではランゲルハンス細胞、肝臓ではクッパー細胞、脳ではグリア細胞と呼ばれますが、インベーダーを食い殺し、侵入者であることを認識してくれます。本書では、それらを区別することなくマクロファージとして説明していきます。

細菌の数百倍の大きさのマクロファージは、ばらばらの状態の細菌を食い殺すことができます。しかしながら、ぬるぬるの大きなバイオフィルム集団になってしまった場合、マクロファージは太刀打ちできません。わたし達に棲みつく細菌は、体中に張り巡らされているマクロファージのインベーダーを食い殺す防御メカニズムから回避するために、バイオフィルム集団になることが運命づけられているといえます。また、マクロファージは、バイオフィルムを貪食できないため、インベーダーであることも認識することができませんから、感染防御にはたらく免疫応答が起きてこないため、頑固に居座ってしまいます。

DENTAL PLAQUE

細菌は共通語をもって会話している

細菌は、お互いに情報を交換し合うことができます。この情報伝達に使うのが、QS-シグナルです。QSのQはquorumという数を揃える英語のイニシャルで、Sは感知するsensingのイニシャルです。したがって、QS-シグナルは、細菌が言葉を発してそれを聞いてコミュニケーションを取る信号ということになります。

QS-シグナル分子は極めて小さい分子のため、細菌固有の細胞壁も通過してしまいます。そのため、同じ細菌種だけでなく他の菌種とコミュニケーションする手段としても使われます。すなわち種類の違う菌種が共通語で話し合うこともできるわけです。

QS-シグナルは、細菌性フェロモンあるいは細菌性ホルモンともいわれます。QS-シグナルは、細菌が付着した環境でその数を増減するために使われるだけではありません。細菌自体の病原遺伝子の発現にアクセルをかけたりブレーキをかけたりする役割も果たしています。QS-シグナルは、毒素の産生を調整し、抗生物質に対する抵抗性になるときのコミュニケーションにも使われます。すなわち、QS-シグナルは、増殖スピードや産生する毒素などを自ら調節する自己誘導因子としても作用しています。

あらゆる生命の起源となった細菌は、単細胞で生きると同時にコミュニケーションを取りながらバイオフィルムとなり多細胞モンスターとなる賢い生き方をすることができます。

わたし達の環境には、QS-シグナルを使う黄色ブドウ球菌、肺炎球菌、緑膿菌、セラチア菌、レジオネラ菌、大腸菌などが棲みついてきます。また、デンタルプラークにもQS-シグナル分子をもったくさんの種類の細菌がいます。

DENTAL PLAQUE

悪玉菌、善玉菌、日和見菌の違い

腸内フローラを構成する細菌は、乳酸菌などの善玉菌（有用菌）と大腸菌などの悪玉菌（有害菌）、ならびにストレスの加わった状況などで悪玉菌に加担する日和見菌に分けられています。

善玉菌は、悪玉菌の増殖を抑え、またさまざまな物質を産生することで神経系や免疫系を活性化して健康に寄与してくれています。

悪玉菌は、食中毒、便秘、下痢などの原因になるだけではありません。悪玉菌のつくる毒素などは、免疫を攪乱し、メタボリック・シンドローム、がん、心臓病、脳卒中などの引き金となることがあります。

腸内フローラの日和見菌は、悪玉菌が増えると有害物質の産生などで悪玉的に加担してしまうグループです。健康なヒトの腸内細菌フローラの70％もが日和見菌です。悪玉菌はわずか10％ですが、日和見菌は悪玉菌に加担するいわば隅に置けない連中です。

各部位につくられる固有の細菌フローラ

DENTAL PLAQUE

生まれた瞬間から産道、母親などの近親者、環境などから新生児にはさまざまな細菌が感染してきます。細菌はそれぞれのレセプターに付着して仲間を増やし、各部位で固有の生態系を築いて棲みつき細菌フローラを築きます。

大人の小腸は長さが6から7m、大腸は約1・5mで、その面積は体表面積の約百倍です。大腸内細菌フローラの形成は、出生直後から始まり、数日で糞便1g当たりの菌数が数百億から数千億も見つかるようになります。乳児の腸内細菌フローラは、母乳か人工乳かの違いや離乳食の成分などで違ってきます。

口腔内の細菌群は、バイオフィルム集団となって棲みつく性質が極めて強いといえます。デンタルプラークは、ほぼ100％が細菌とぬるぬるの多糖体です。細菌数は、1mg当たり10億近くに達します。歯肉溝、

Tab-1　腸内細菌フローラの善玉菌、悪玉菌、日和見菌の違い

	善玉菌（有用菌）	悪玉菌（有害菌）	日和見菌
健康者の割合	20%	10%	70%
菌種	ビフィズス菌 レンサ球菌 乳酸桿菌	大腸菌 ウェルシュ菌 嫌気性グラム陰性菌	通常は無害菌 嫌気性レンサ球菌
はたらき	繊維性食物分解する ビタミン供給 免疫のバランスを保つ アレルギー予防	毒素・発癌物質の産生 腐敗・ガスの形成 便秘、下痢、肌荒れ 肥満、頭痛を起こす	悪玉菌に加担

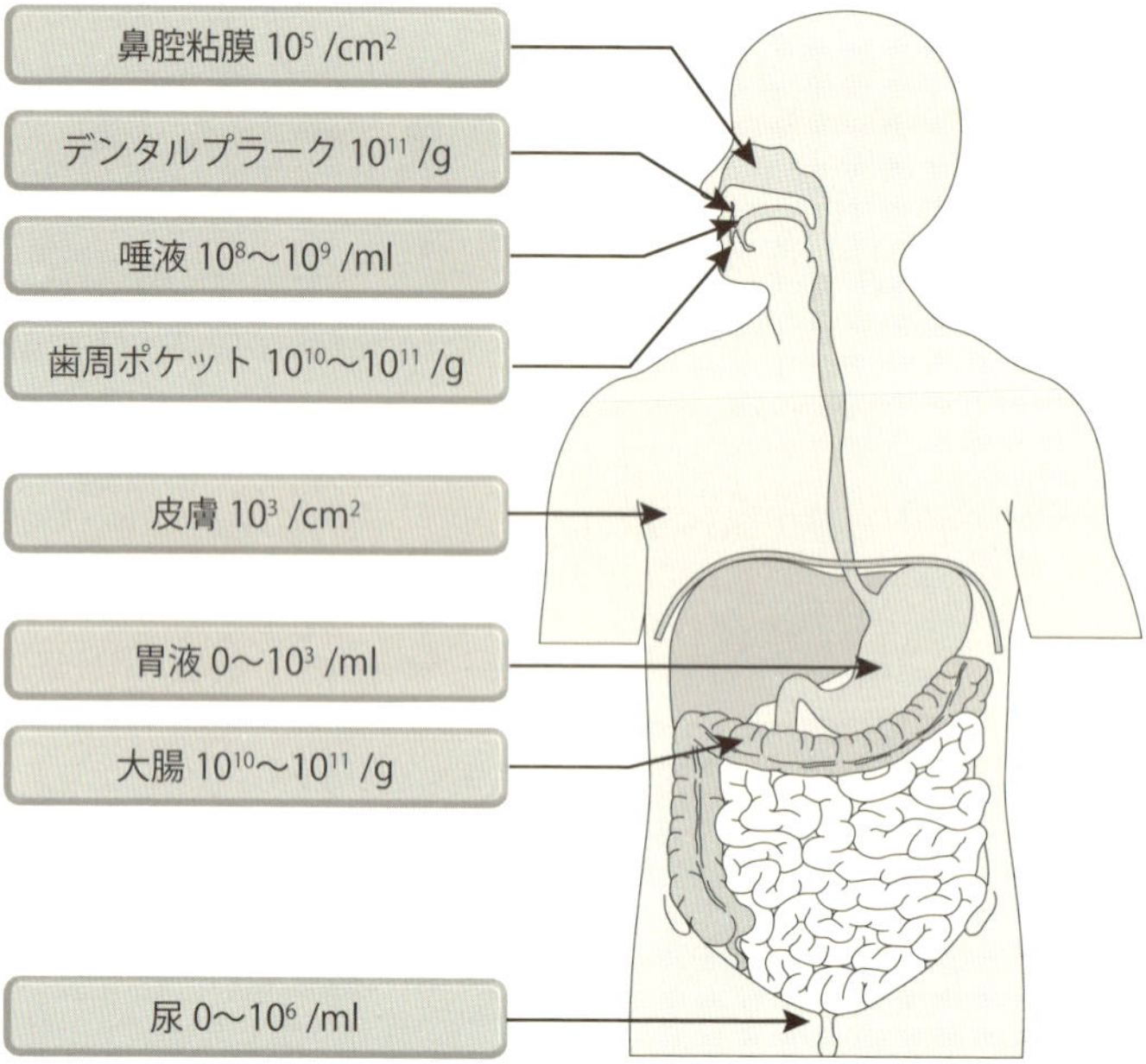

Fig-6　わたし達には1,000種類を超える細菌が、100から500兆個棲みついています。各部位にはそれぞれさまざまな種類の細菌が、縄張りをつくって固有の細菌フローラを形成しています。

歯周ポケット、舌の表面、さらには咽頭部に７００から１，０００種類もの細菌がそれぞれ縄張りを築いています。

皮膚の細菌フローラには、２００種以上の細菌が１㎠当たり約１，０００個、肛門に近いところではさらに数が増しています。皮膚の表層にはブドウ球菌など見つかりますが、毛包や皮脂腺には、脂汗などを栄養源にしてアクネ菌（*Propionibacterium acnes*）が縄張りをつくっています。アクネ菌の語源は、「にきび」です。若い人の皮膚に脂を含む分泌が多くなれば、仲間を増やし、にきびをつくります。アクネ菌は、加齢臭などの原因になるプロピオン酸という揮発性の脂肪酸をつくります。この脂肪酸は、病原菌を攻撃して皮膚からの侵入を許さない役目を果たしてくれることもあります。

膣粘膜には、デーデルライン桿菌といわれる乳酸桿菌が棲みついています。子宮頸部から分泌されるグリコーゲンを分解してブドウ糖から乳酸をつくり、粘膜を酸性にして大腸菌などを簡単に侵入させないようにはたらいている膣内の善玉菌です。ところが、老化に伴って子宮頸部からの分泌液が少なくなると、乳酸桿菌がいなくなるため尿道から大腸菌が侵入して膀胱炎を起こしてしまうことがあります。

DENTAL PLAQUE

腸内細菌フローラは免疫系・神経系を支配する

腸内には、食物を分解してわたし達の健康に役立つ酢酸、プロピオン酸、乳酸、ギ酸、コハク酸などを産生する細菌が100兆個以上も棲みついています。腸内細菌の産生物は、わたし達のエネルギー源になるだけではありません。免疫系を刺激して感染防御に大きな役割を果たしてくれています。

わたし達の感情や運動性を担う脳内ホルモンのセロトニンやドーパミンの神経伝達物質の多くは、腸管でつくられています。脳は、腸管でつくられた神経伝達物質を血流を介して取り入れています。セロトニンは、精神面に大きな影響を与え、心身の安定や心の安らぎをもたらしてくれることから、幸せホルモンといわれています。体内のセロトニンは、ほとんどが腸管に存在し、脳には数パーセントしかありません。幸せホルモンは、腸がつくります。

ドーパミンは、興奮してストレスを誘発するアドレナリンや落着いて心地よい気持にさせるノルアドレナリンの前駆体です。ドーパミンは、生きる意欲をつくるホルモンとも呼ばれます。快感をもたらすドーパミンを増やすためには、プラス思考で新しいことに挑戦したり、わくわくするスポーツに取り組んだりすればよいことが分かっています。

これらのセロトニン、ドーパミンの産生に大きな影響を与えるのが、腸内細菌フローラです。わたし達は、腸内細菌と共生して健康ライフがあることを忘れないでいたいものです。

DENTAL PLAQUE

健康長寿を脅かすバイオフィルム感染症

高齢化の進んだわが国で健康長寿を脅かしているのは、わたし達にテロ集団となって棲みつく黄色ブドウ球菌、緑膿菌、セラチア菌、レジオネラ菌などです。免疫防御機構の機能低下を虎視眈々と狙って、QS-シグナル分子などを使って仲間を増やして日和見感染症を起こします。これらの細菌は、ばらばらの状態でも菌体の周囲にぬるぬるの多糖体をもっているため、多くの抗生物質に自然耐性をもっています。そして、一旦バイオフィルム集団になってしまえば、抗生物質による治療は困難になってしまいます。

バイオフィルム感染症の特徴は、急性期と寛解期と繰り返すことです。多糖体で覆われているバイオフィルム集団には、免疫など感染防御機能が有効に作用することができません。そのため、慢性経過をとってしまいます。

高齢者などの免疫機能の低下した易感染性宿主は増え、バイオフィルムによる日和見感染症が激増しています。健康長寿社会を脅かすものがバイオフィルム感染症といえます。

Tab-2 バイオフィルム感染症の特徴

常在性の弱毒病原体による日和見感染症が多い
急性期と寛解期と繰り返す
慢性経過をとり，難治性になりやすい
増殖速度が遅く，炎症反応は弱い
薬剤耐性遺伝子を発現し，抗生物質が卓効しない

DENTAL

第3章

数千億のテロ集団が棲みつく口腔内

PLAQUE

木に銅板などを貼付けて文字を書き込んだ感謝状は、プラークともいいます。デンタルプラークは「歯に付着したもの」で、実体は数百種類の細菌がコミュニケーションをとりながらぬるぬる物質の多糖体でスクラムを組んだテロ集団にもなるバイオフィルムです。

成人の口腔内で歯面の占める面積の割合は、約25%です。残りの75%は、舌面、頬粘膜、口蓋粘膜そして咽頭粘膜などです。各部位でつくられるバイオフィルムの細菌フローラには、その部位だけにしか定着できないものが多いことが分かってきました。

この章では、口腔内各部位の細菌フローラの特徴などについて解説します。

DENTAL PLAQUE

口腔内は何百種類もの細菌の巣窟

口腔内細菌の付着因子は、ヒトの口腔内の細胞のレセプターにしか結びつくことができません。唾液や歯肉溝液の糖たんぱく質は、磨いた歯の表面に速やかに付着して、ペ

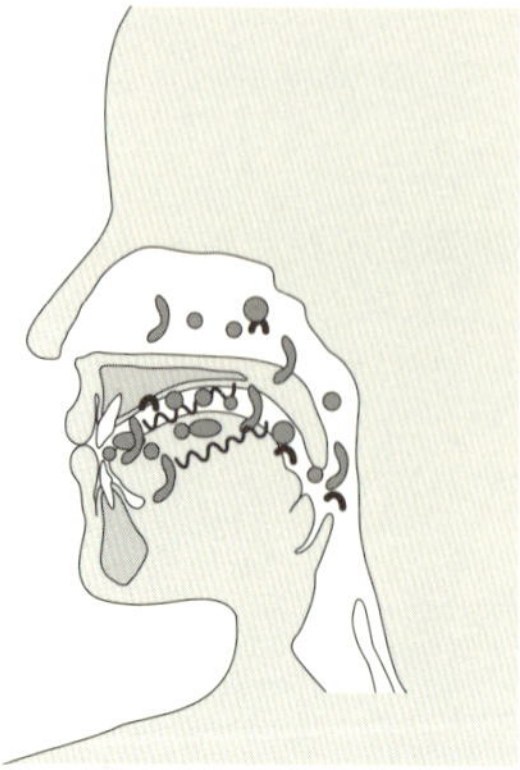

口腔を清潔にしている人	100億以下
口腔清掃習慣のない人	1,000億個前後
う蝕や歯周病のある人	1,000億個以上
自分で口腔清掃の出来ない人	1兆個前後

Fig-7 デンタルプラーク、歯周ポケット、舌面、頬粘膜などにへばりつく細菌は、固有の細菌フローラをつくりそれぞれ縄張りを築いています。

リクルという1μm程度の薄い膜をつくります。このペリクルには、デンタルプラーク細菌のレセプターとなる成分があります。

口腔清掃を心掛けている人でも、歯面、歯肉溝、舌、咽頭などに100億近い細菌が棲みついています。歯周病があれば、歯周ポケット内などの細菌を含めて1,000億個を超える細菌が見つかります。寝たきりになっている患者では、1兆個もの細菌が棲息するようになります。

口腔内は細菌の栄養源で満ちている

DENTAL PLAQUE

口腔内は、唾液や歯肉溝液のアミノ酸、糖分、ビタミン、カルシウムなどのミネラルが入り込むため、栄養で満ちあふれています。デンタルプラーク細菌が数を増し続けるのは、夜間寝ている時です。就眠中に唾液、歯肉溝液、粘液などに豊富に含まれているアミノ酸や糖分を栄養源にすることができるからです。

立川志の輔さんが司会するテレビ番組で、「歯周病の原

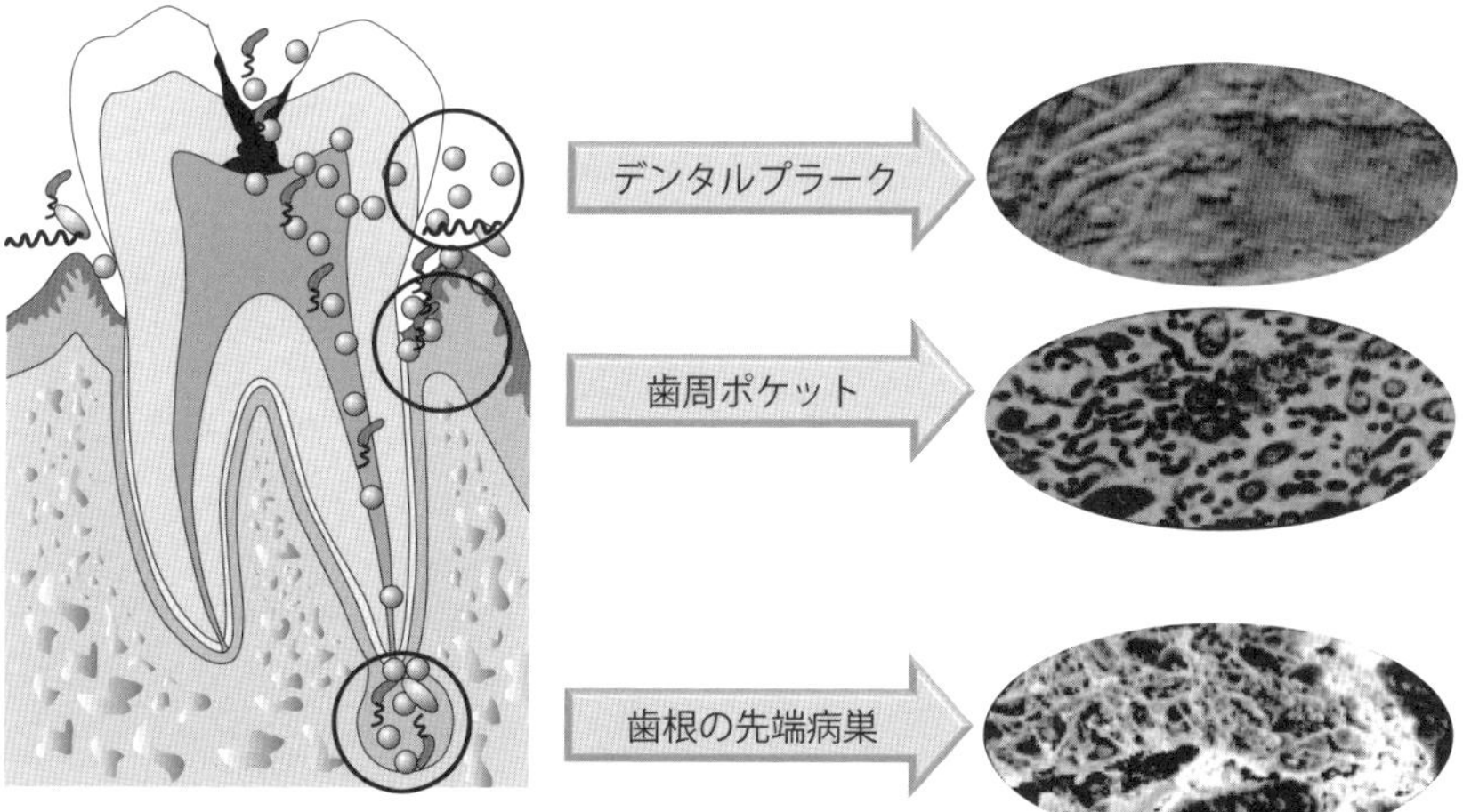

Fig-8 歯の周りは、細菌が必要とする栄養源で満ちています。いったん、定着した細菌は、免疫防御メカニズムに抵抗しながらバイオフィルム集団となって棲息します。

因菌は、歯と歯肉の溝から滲み出る液の成分を栄養源にして仲間を増やします」と説明しました。すると志の輔は、「へえ、彼らは家賃も払わず図々しく棲みついている悪者なのですね」と付け加えてくれたことがありました。デンタルプラーク細菌は、わたし達の飲食物を主な栄養源として簡単に取り入れているわけではありません。

DENTAL PLAQUE

複数細菌種が談合してデンタルプラークをつくりあげる

毛利元就が死ぬ間際、三人の息子に弓矢は一本では簡単に折れるが三本束ねれば折れないと言ったという逸話があります。デンタルプラーク細菌は、さまざまな細菌種がしっかり結び付き合ってスクラムを組み大きな束になり、簡単には排除できない集団になります。

唾液の糖たんぱく質が歯面にペリクルを形成すると、その細菌レセプターに最初に付着するのが

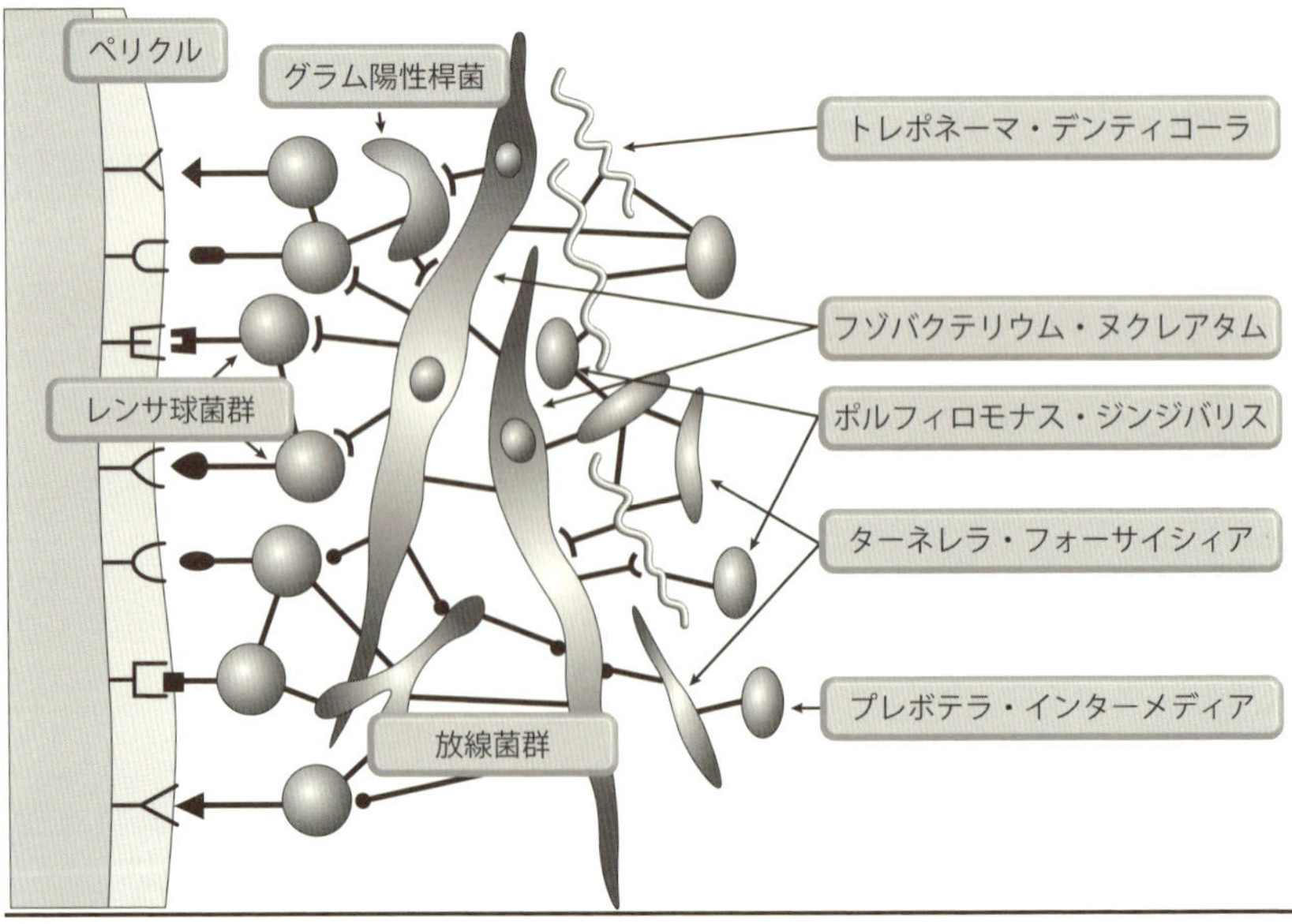

Fig-9　デンタルプラークは、複数の細菌種がお互いにコミュニケーションを取りながら結びついています。最初にペリクルに結びつくのがレンサ球菌群です。次いでグラム陽性菌や線状で大きな細菌が芯となるように結びつきます。そして、歯周病原性グラム陰性菌が定着してきます。

ストレプトコッカス・サングイニスなどのレンサ球菌で、次いで桿菌が付着します。

そこに線状の長いフゾバクテリウム・ヌクレアタム（*Fusobacterium nucleatum*）が定着すると、さまざまな嫌気性のグラム陰性菌群が絡み付いてきます。

歯周ポケット内には、らせん状のスピロヘータや鞭毛をもって動き回る細菌も定着します。

デンタルプラークがつくられる最初のステップは、唾液に浮遊する細菌が歯の表面につくられているペリクルに付着することです。次の段階は、小さな集落を形成することです。そして、QSシグナル分子などを使って増殖し、糊状の多糖体で覆われたぬるぬるしたバイオフィルム細菌集団になります。

複数菌種から構成されるデンタルプラーク細菌がぎゅうぎゅう詰め状態では、唾液や歯肉溝液のアミノ酸やブドウ糖などの栄養源を簡単に取り入れることができません。そのため、いくつもの細

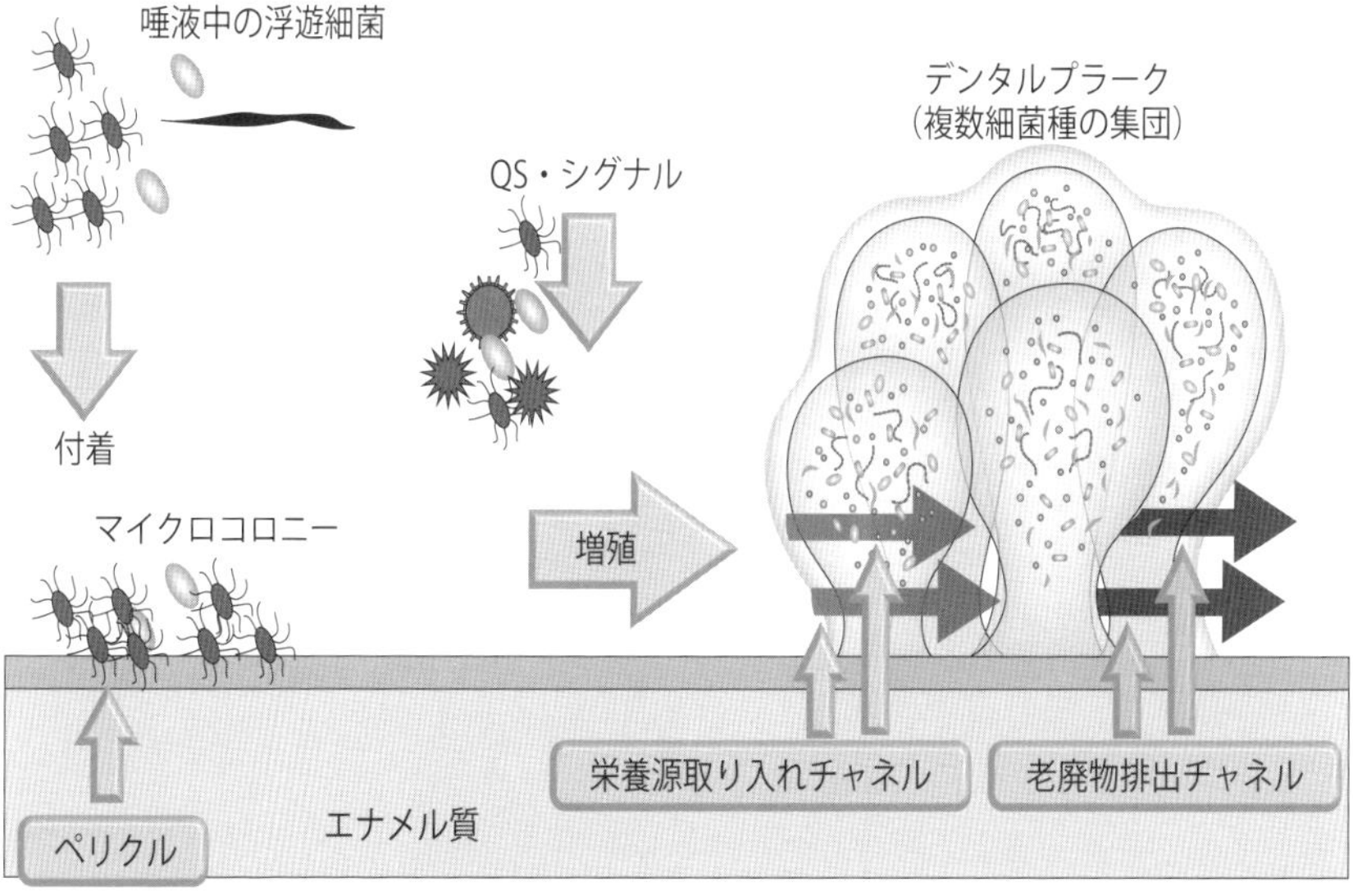

Fig-10 デンタルプラークとして棲みつける細菌は、歯面のペリクルにあるレセプターに結びつくことができます。そして、さまざまな細菌がコミュニケーションをとりながらぬるぬるしたバイオフィルム細菌集団となり、唾液や歯肉溝液を栄養源として取り入れるチャネル、老廃物を排出するチャネルをつくる生態系を築くことによって頑固に居座ってしまいます。

い管状のチャネルがつくられます。これらのチャネルは、栄養源を取り込むためだけでなく、自分達の環境を悪くする老廃物を放出するためにも使われます。

DENTAL PLAQUE
夜に暗躍するデンタルプラーク細菌

大腸菌やブドウ球菌は、必要な栄養素、中性のpH、適切な酸素濃度や温度が整えば約20分に1回分裂します。培地では、1時間で8倍、6時間で26万倍、12時間で520億倍に数を増やし、24時間後には天文学的な数になります。

しかし、わたし達の口腔内や腸内さらに皮膚表面などに付着した細菌の増殖スピードは、培地などでのスピードと比べることはできません。

口腔内細菌には、他の細菌と共生関係を結ぶものがありますが、逆に縄張りに入ってこないように攻撃する拮抗関係をもつものが少なくありません。細

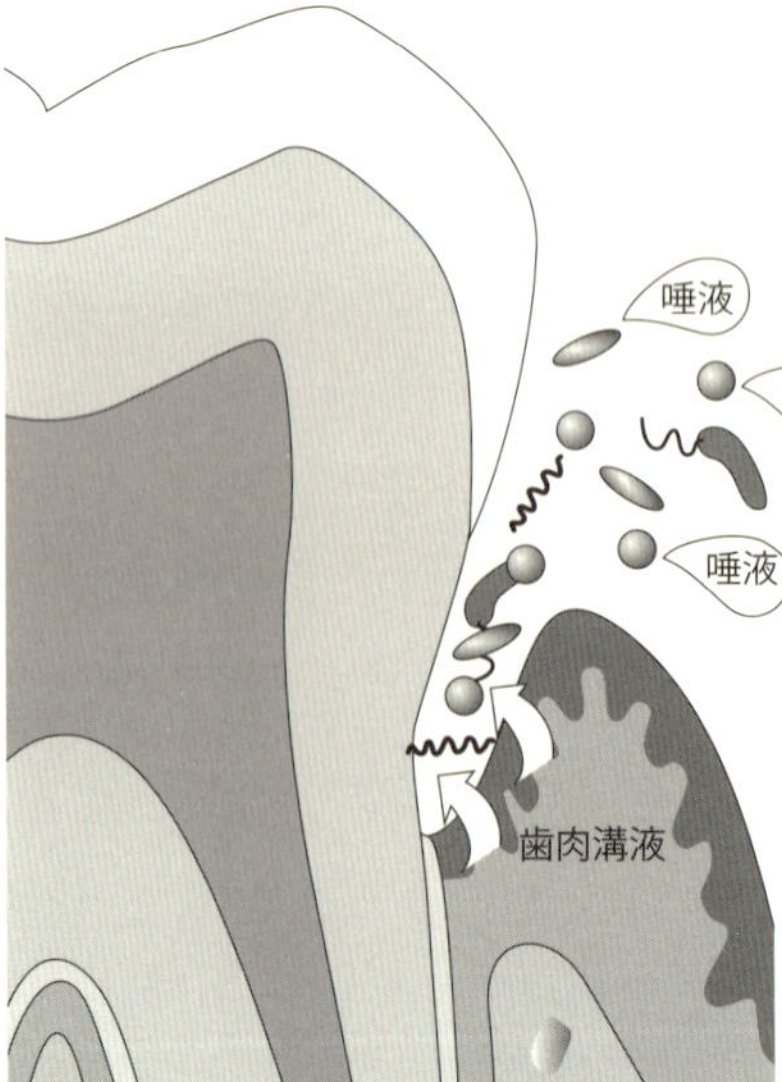

Fig-11　歯肉縁上デンタルプラーク細菌の主要な栄養源は唾液であり、歯肉縁下デンタルプラーク、歯周ポケット内細菌の栄養源は血清成分からなる歯肉溝液です。咽頭や口蓋などに棲みつく細菌は、粘液などのアミノ酸や糖成分も栄養源としています。

菌が異なる菌を攻撃するためにつくるたんぱく質は、バクテリオシンといわれます。デンタルプラーク細菌は、バクテリオシンを出して自分の縄張りを守るために、他の細菌を牽制しているものが少なくありません。口腔内では善玉菌として説明してきたストレプトコッカス・サングイニスはサングシンというバクテリオシンを出しています。

唾液には、細菌の細胞壁を溶かすリゾチウムや細菌が鉄分を取り込むのを邪魔するラクトフェリン、細菌を攻撃するデフェンシンなどさまざまなものが含まれています。したがって、口腔内はデンタルプラーク細菌にとって、分裂を繰り返すには厳しい条件であるともいえますが、口腔清掃を怠れば、分裂を繰り返して一日で数十倍にもなってしまいます。

口腔内細菌は、唾液中に混ざれば多くが飲み込まれます。また食事中などは食べ物と一緒に胃の中に持ち込まれて胃酸で殺されてしまいます。もちろん、歯ブラシなどでデンタルプラークは除去されます。食事も口腔清掃もしない就眠中は、口腔内細菌

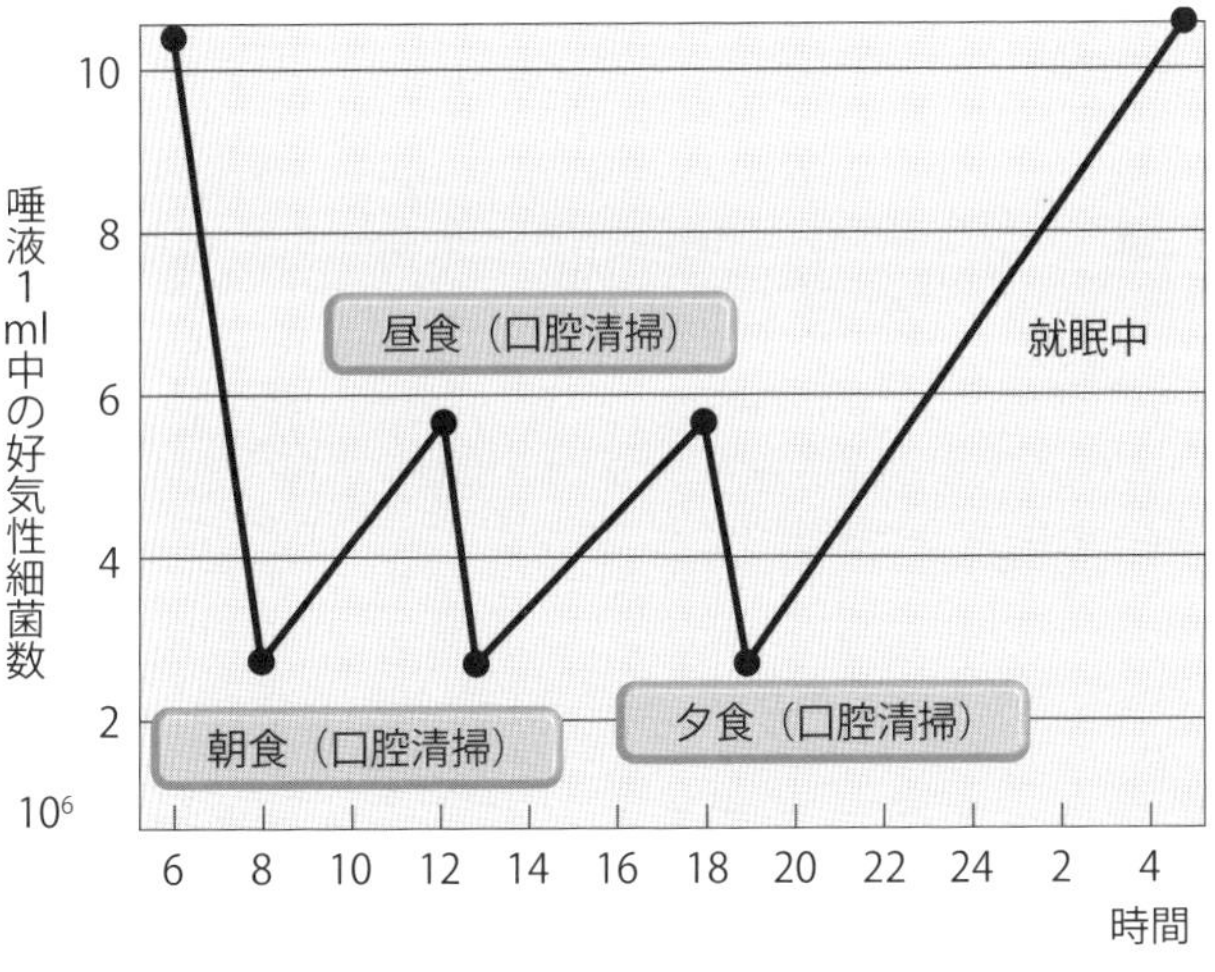

Fig-12 就眠中はデンタルプラーク細菌が、唾液、歯肉溝液のアミノ酸やブドウ糖などを栄養源にして仲間を増やします。唾液中細菌は、それらの口腔内細菌の増加を反映しています。寝起き時に口腔内がねばねばする原因は、デンタルプラーク細菌が就眠中に増えるためです。(Nolte WE. Oral Microbiology, 第4版, 1982. から引用)

が仲間を増やす絶好のチャンスになります。

DENTAL PLAQUE

デンタルプラークに善玉菌を入り込ませる戦術

細菌フローラに善玉菌を入り込ませる戦略、すなわち善玉菌に置き換える戦略は、プロバイオテックスと呼ばれます。善玉菌を腸内細菌フローラで優勢にして、免疫機能を高め、脳を活性化させるようとするプロバイオテックス戦略は、かってない脚光を浴びています。

善玉菌としてブルガリア菌、乳酸菌、ラクトバチルス・カゼイ、ビフィズス菌、ガセリ菌などがヨーグルトや乳酸飲料あるいは錠剤として使われています。

わたしは、ヤクルト主催の腸内フローラシンポジウムに招待され講演をしたことがあります。「ラクトバチルス・カゼイのシロタ株に腸内に定着できる遺伝子挿入を図るべきでないかと」と質問してみました。「一回飲んだだけでラクトバチルス・カゼイのシロタ株が定着すれば、誰もヤクルトを毎日飲む必要がなくなり、ヤクルトは倒産します」といわれてしまいました。現在の遺伝子組み換え技術を駆使しても、ヒトの腸内に定着させる善玉菌を生み出すことは難しいと考えています。

一方、プレバイオテックスは、善玉菌の増加をもたらす飲食物を取る戦略のことです。善玉菌を腸内細菌フローラに増加させる目的で、ガラクトオリゴ糖、フラクトオリゴ糖、大豆オリゴ糖、乳果オリゴ糖、コーヒー豆にあるマンノオリゴ糖、ラフィノース、グルコン酸などや食物繊維のポリデキストロース、イヌリンなどのプレバイオティクスとしての要件を満たすたくさんの飲食物が勧められています。

口腔内の善玉菌を優勢にさせるプロバイオテックス戦略は、う蝕や歯周病の病原菌を排除しようとするものです。乳酸菌などを用いてう蝕や歯周病の原因菌を攻撃する試験管内の研究成果が発表されています。しかしながら、腸内細菌フローラに善玉菌を増やす戦略以上に口腔細菌フローラに善玉菌を優勢にさせることは難しいと考えています。

朝食後に納豆菌でいっぱいの口腔内であっても、昼食時には口腔内から納豆菌は検出されません。ヨーグルトに含まれる乳酸菌も同様のことがいえます。デンタルプラーク細菌集団の縄張りには、簡単に他の細菌が入り込むことはできません。

ミュータンス菌群で、サル、ラット、ハムスターなどに棲みつくことができるものは、ヒトの口腔からは見つかりません。ヒトの口腔内には、ストレプトコッカス・ミュータンスとストレプトコッカス・ソブリナス（*Streptococcus sobrinus*）だけが棲みつくことができます。

わたし達は、カナダの研究者と一緒にヒトの歯周病原菌はヒトの口腔内からしか見つからないことを発表しました。イヌ、オオカミから見つかる類似した細菌は、ヒトの口腔内の細菌とは別の菌種でした。また、内科の入院患者20名から糞便とデンタルプラークを採らせてもらい、分離した細菌を比較したことがあります。糞便からはデンタルプラークの生きた細菌は見つからないし、糞便中には口腔内と異なる細菌しか見つからないことを論文にしたこともあります。

細菌の築く縄張りは、簡単に崩すことができません。さまざまな乳酸菌群は、試験管内でう蝕や歯周病の原因菌を攻撃してくれます。しかしながら、口腔内に善玉菌を優勢にさせるプロバイテックス戦略には、超えなければならない高いハードルがあると思っています。

DENTAL

第4章

デンタルプラーク細菌と免疫のバトルに終焉はない

PLAQUE

数限りない種類のインベーダーと戦い、毎日数千個もつくられるがん細胞になる可能性のあるミュータント細胞を駆逐してくれるのが免疫の役割です。生まれながらに備わっている自然免疫と、感染症に罹って治った後や感染予防ワクチン接種によって成立する獲得免疫があり、それぞれ連携してはたらいてくれています。

自然免疫の主役といえる細胞が、ナチュラル・キラー（ＮＫ）細胞です。自然のナチュラルに、殺す意味のキラーをつなげてＮＫ細胞と名付けられています。ＮＫ細胞は、標的細胞に銃弾を放って小さな孔をあけて死滅させたり、シグナルを出して自殺に追い込んだりしてくれます。ウイルスの感染防御にもはたらいています。ウイルスは、わたし達の生きた細胞内でしか仲間を増やすことができません、そのウイルスの入り込んだ細胞をＮＫ細胞が破壊するとウイルスは仲間を増やせなくなってしまいます。また、マクロファージなどの白血球も病原体を取り込んで殺そうとはたらい

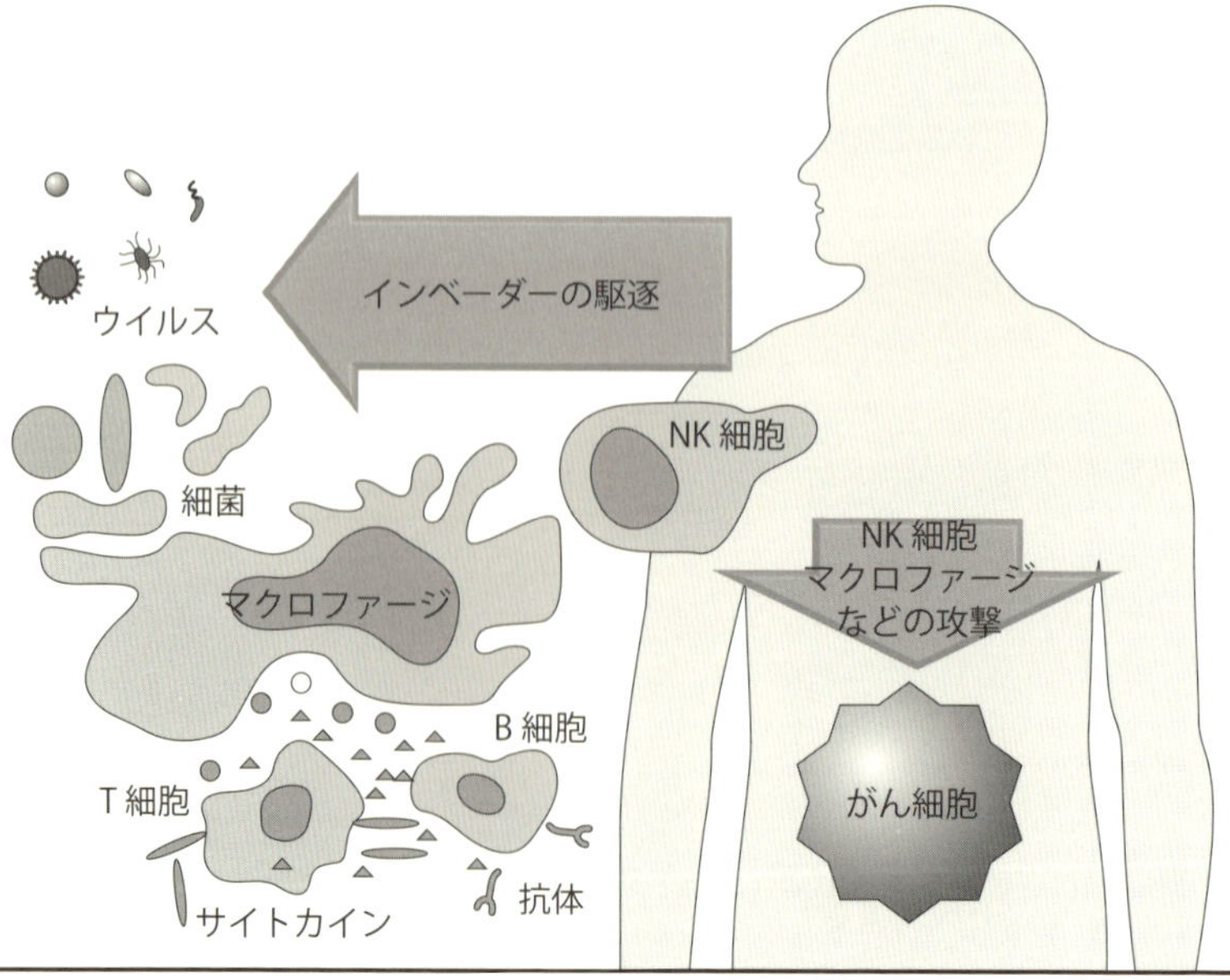

Fig-13　インベーダー病原体やがんになる可能性のある細胞を攻撃してくれる免疫は、神経系とホルモン系が連携してはたらいています。

ています。

血清や唾液などの体液中に存在するリゾチウム、ラクトフェリン、デフェンシン、病原体に小さな孔をあける補体なども自然免疫としてはたらいてくれています。

一方、獲得免疫は、感染したことがある病原体や感染予防ワクチン接種によって起きてきます。インベーダーの種類やウイルスなどを見極め、特異的に結びつく抗体やウイルスが入り込んだ細胞にまとわりついて攻撃してくれます。獲得免疫は、自然免疫との緻密な関係をもちながら標的とするインベーダーを特異的に攻撃してくれます。

DENTAL PLAQUE

T細胞教育機関の胸腺のはたらき

骨髄でつくられたリンパ球は、胸腺（thymus）で厳しい教育を受けるT細胞と腸管粘膜で成熟するB細胞に分かれます。胸腺は新生児で12から15g程度で、最も大きくなるのは5～6歳時で30g程度になり、10歳になれば老化の始まる臓器で、50歳を過ぎれば痕跡程度になります。

胸腺ホルモンの影響を受けたナイーブなエリートT細胞軍団はTh0細胞です。Th0細胞は、それぞれ異なるはたらきをしながらもお互いに影響し合うヘルパーT細胞のTh1細胞集団とTh2細胞集団とに分かれます。そして、Th1細胞集団とTh2細胞集団は免疫応答のバランスを取ってはたらいています。

Th1細胞集団は、結核菌など細胞の中で増殖する細菌を攻撃し、ウイルス感染細胞を標的にして傷害して、結果的にウイルスを駆逐してくれます。また、カンジダなどの真菌の増殖を許さないように感染防御にはたらいています。ところが、Th1細胞集団は、自分自身の細胞を攻撃する自己免疫疾患にも関わってしまうことがあります。

Th2細胞集団は、B細胞を成熟させて形質細胞へと誘導して感染防御抗体の産生をもたらします。

Th2細胞集団が優勢になって、Th1細胞の制御を受けなくなってしまうと、アレルギー誘発性のIgE抗体の産生を誘発して花粉症や喘息の原因になってしまいます。幼児期に感染を繰り返すとTh1細胞集団は、刺激を受けてTh2細胞集団の暴走を抑えるようにはたらいてくれます。

腸内細菌フローラもTh1細胞とTh2細胞集団にはたらきます。悪玉菌が増えるとTh1細胞集団が劣勢になり、Th2細胞集団への制御ができなくなってアレルギー疾患が起きてしまいます。

ニュー・イングランド・ジャーナル・オブ・メデシンに「エビデンスに基づくアレルギー疾患予防のための12箇条」が掲載されました。そのなかでは、幼児期には手も顔も洗わないでペットや家畜と一緒の汚い環境で育つこと、感染を繰り返す

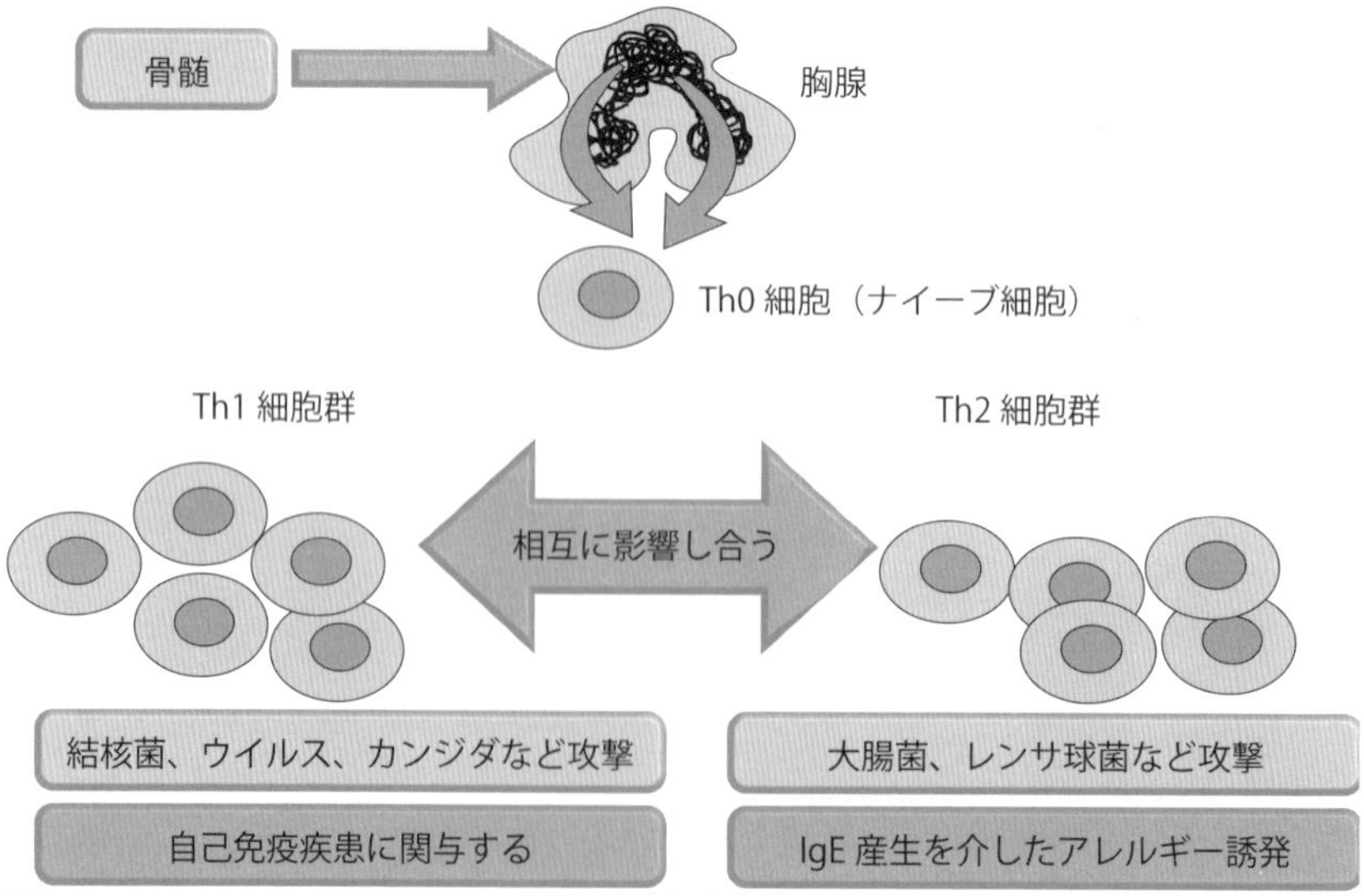

Fig-14 リンパ球が胸腺に入り込んでナイーブなTh0細胞となり、さまざまな影響を受けてヘルパーTh1細胞集団とヘルパーTh2細胞集団に成熟して、相互に影響しながら免疫のバランスを保っています。Th1細胞が優勢に過ぎると自己免疫疾患が起きやすくなり、Th2細胞が優勢になってしまうとIgE産生が多くなって、喘息や花粉症などのアレルギー疾患が起きてしまいます。

ことなどが、アレルギーにならないと書かれています。Th1細胞を刺激して、鍛えることが大切だからです。

ワクチンによって獲得免疫を誘導するためには、胸腺が活発な時期に接種することが効果的です。わが国では、0歳児にb型インフルエンザ菌、肺炎球菌、4種混合ワクチン（ジフテリア、百日咳、破傷風、ポリオ）、BCG、麻疹、急性耳下腺炎、風疹、水痘、日本脳炎、B型肝炎ウイルスなどの予防接種が実施されています。ワクチンについては、第13章でも解説します。

DENTAL PLAQUE

コミュニケーションによる細胞の連携

免疫系は、神経系とホルモン系との密接な関係ではたらいています。過労やストレスで神経系が弱ると、たちまち免疫系に破綻が起きてきます。また、ホルモンのアンバランスは、免疫機能を低下させてしまいます。第2章で述べましたが、腸内細菌フローラに悪玉菌が蔓延れば、神経系とホルモン系が乱れて免疫系もバランスを失ってしまいます。

免疫担当細胞が、お互いの細胞の情報伝達に使うたんぱく質がサイトカインです。サイトは細胞で、カインは運動やはたらきを促す意味ですから、免疫担当細胞が出す細胞の生理活性を促すたんぱく質です。インターロイキン、インターフェロンなどもサイトカインです。たくさんのサイトカインがありますが、ウイルスの感染した細胞や移植された臓器を攻撃するミサイルを打ち込むようにさせる細胞傷害性のサイトカインもあれば、炎症をもたらしアレルギーの誘発をもたらしてしまう炎症性サイトカインもあります。

わたし達の細胞のほとんどは、サイトカインを出します。NK細胞、マクロファージやT細胞、顆粒をもつ好中球などは、それらのサイトカインでコミュニケーションを取ってはたらいています。

肥満細胞（マスト細胞）は、アレルゲンに結びついたIgE抗体によって刺激されてヒスタミン、ロイコトリエン、アナフィラキシイー遅発反応物質（SRS-A）などさまざまな化学伝達物質を放出させアレルギー疾患を起こします。好塩基球もSRS-Aを放出して喘息などを長引かせます。好酸球は、肥満細胞が出す化学伝達物質に応答して炎症性物質産生を誘導して平滑筋を収縮させ、浮腫をもたらすために気管支喘息などを長引かせ、重篤化させてしまいます。これらの細胞にもサイトカインがはたらいています。

DENTAL PLAQUE

多彩な口腔内の免疫防御システム

口腔粘膜は、細菌の侵入を許さない解剖学的、免疫学的バリアーがしっかりしています。また、インベーダーの侵入に対して速やかにT細胞群やB細胞が出動できるように口蓋扁桃、舌扁桃、咽頭扁桃などのリンパ節組織が豊富にあります。

口腔内で体液性の防御免疫の主役を演じるのは、細菌の付着を抑えるはたらきをしている分泌型IgA抗体を含む唾液です。また、唾液中のリゾチーム、ラクトフェリン、デフェンシンなどの自然免疫物質は、インベーダーに攻撃を仕掛けています。唾液分泌の少ない場合、それらの防御免疫物質も少なく、細菌の付着や発育を阻害することができなくなってしまいます。

歯肉溝液は、血液成分が滲み出たものです。細菌に小さい孔をあけて攻撃する補体、IgG抗体、血流中のマクロファージなどの白血球も含まれています。

デンタルプラーク細菌と免疫のバトルの行方

デンタルプラーク細菌集団がインベーダーであるという情報は、免疫を担当する細胞になかなか伝わりません。マクロファージはインベーダーを貪食して消化することによって、駆逐すべき敵であることを察知します。しかしながら、ぬるぬるしたデンタルプラーク集団を、貪食できないマクロファージにとっては、インベーダーであることが察知できません。したがって、デンタルプラーク細菌集団には、有効な免疫防御反応は起きてきません。

歯肉溝からマクロファージやさまざまな白血球が流れ込んで、バイオフィルム細菌集団と戦ってくれています。歯周炎が進むと1分間に数十万個もの白血球が歯周ポケットに入り込み、細菌集団に挑みかかります。ところが、歯周ポケット内の細菌集団は、白血球の数をはるかに凌ぐ数で増えています。そのため、白血球は数多い細菌に戦いを挑んで死滅してしまいます。慢性歯周炎は、歯槽膿漏ともいわれていました。歯周局所に入り込んだ

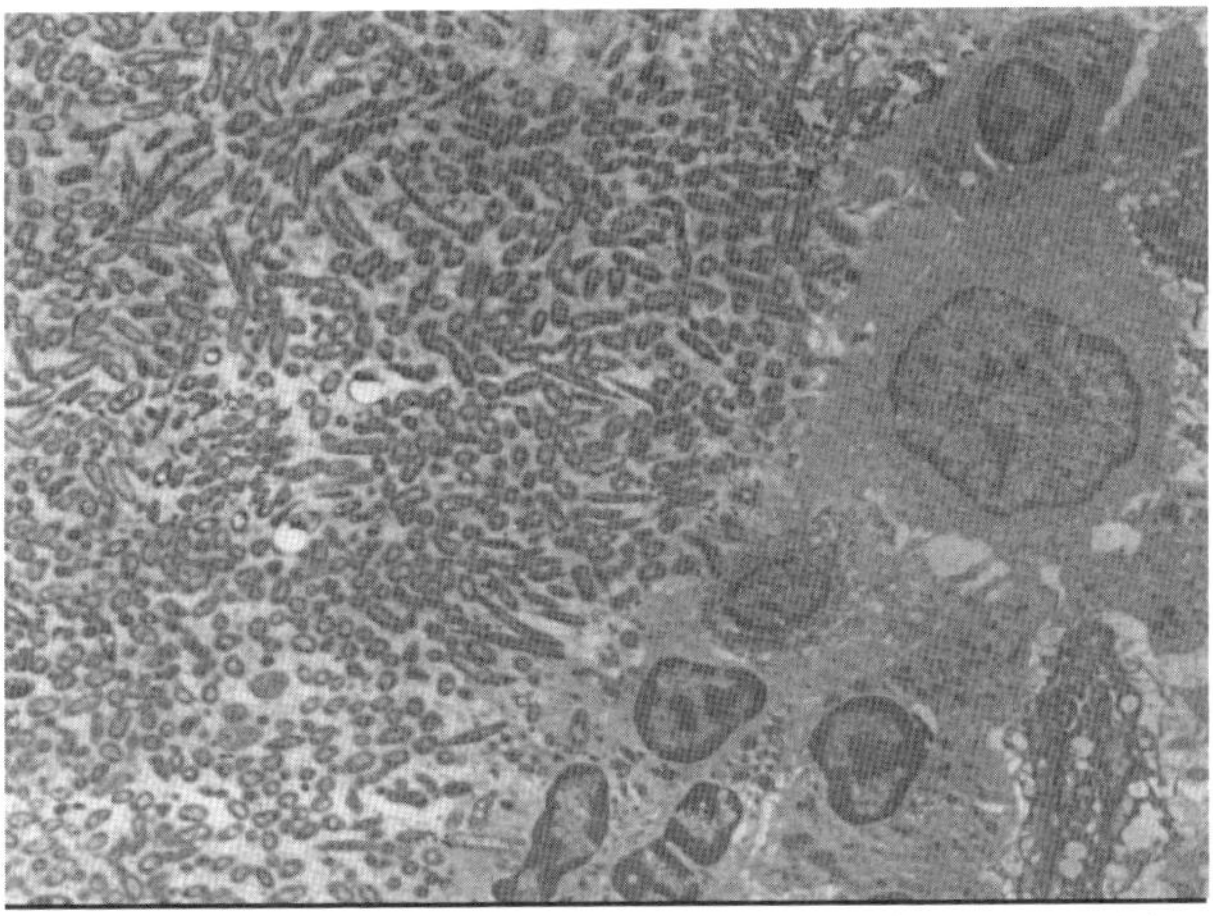

Fig-15　歯周ポケット内のバイオフィルム細菌集団が左側です。右側は、歯周ポケット内に入り込んだマクロファージなどの白血球です。その境界では、激しいバトルが続きます。数で勝る細菌集団に太刀打ちできなくなった白血球は死滅してしまいます。

白血球が数多い歯周ポケット内細菌集団とのバトルに敗れて死滅して膿となってしまった状態から、そういわれていました。

DENTAL

第5章

う蝕原性ミュータンス菌と脳出血の関係

PLAQUE

この章では、う蝕が日和見感染症であること、う蝕原性ミュータンス菌（*Streptococcus mutans*）の特性、う蝕誘発性のない甘味料について解説します。循環障害と感染症との関係は、第8章を中心に歯周病との関連性でも述べることとします。ここでは、特定のミュータンス菌感染と脳卒中の関係についてのトピックを取り上げることにしました。

上杉謙信と織田信長は、ともに高血圧であったようです。謙信は無類の酒好きで塩分の多い干物、梅干し、味噌が好物で、脳卒中で亡くなり、信長も塩味の濃い食べ物が好きで高血圧があり、「かんしゃく持ち」であったことが多くの小説に書かれています。二人がう蝕で苦しんだことも推察はできますが、信頼できる記載は見当たりません。第14代将軍徳川家茂は、甘党でう蝕で苦しみ、白米を主食としてビタミンB_1不足による脚気もあり、20歳の若さで心冠状動脈疾患によって急死したようです。家茂の頭がい骨を調べると、現存した30歯もがう蝕であったことが分かっています。

大阪大学などの研究グループは、コラーゲン結合性のたんぱく質を菌体表層にもつミュータンス菌が、出血性脳卒中の引き金になるということを、２０１１年のネーチャー・コミュニケーションに発表しました。また、本書執筆中にも国立循環器病研究センターの研究グループは、コラーゲン結合性のたんぱく質遺伝子を有するミュータンス菌に感染していると、脳血管出血が多いことを発表し、新聞でも大きく取り上げられました。

DENTAL PLAQUE
う蝕は日和見感染症

病原細菌を次々に発見し、病原細菌の狩人といわれたロベルト・コッホは、特定の病気の原因菌であることを証明するためには、次のような条件を満たさなければならないというコッホの原則を発表していました。

（1）ある一定の病気には一定の病原菌が見つかること
（2）その細菌は患者から分離することができること
（3）その分離した細菌を感受性のある動物に接種するとその病気が起きること
（4）その動物の病巣から同じ細菌が分離されること

しかし、現在この原則に当てはまらない細菌感染症が増加し続けています。高齢者や免疫抑制剤使用者、糖尿病患者、透析患者など易感染性宿主の常在する弱い病原体に負けてしまう日和見感染症です。

日和見感染症は、細菌によるものでだけではありません。水泡をつくったりするヘルペスウイルスも、老化などに伴って口腔内で集団となるカビの仲間のカンジダなども日和見感染症を起こします。

日和見感染症を起こす細菌は、潜伏して棲みつきバイオフィルム集団となるものです。したがって、う蝕も歯周病もデンタルプラーク細菌の日和見感染症といえます。

DENTAL PLAQUE

砂糖なしでは悪玉菌になれないミュータンス菌

第153回の芥川賞受賞のお笑い芸人又吉直樹の『火花』は、世間の大きな注目を浴び大変な売れ行きだったから相当の印税も入っただろうとやっかみながら読みました。同時に受賞したのは、羽田圭介の『スクラップ・アンド・ビルド』です。主人公の青年と認知症のようになった祖父とのどこにでもありそうな世界の小説です。そのなかで、祖父の孫娘が「おじいちゃん、ちゅうちゅうはだめだって」と自分の小さなこどものむし歯の原因になるからやめてくれと頼んだエピソードがあります。

しかし、う蝕原性ミュータンス菌が伝播して感染したとしても、バイオフィルム集団にならない限りう蝕がつくられるわけではありません。

スウェーデンのイエテボリー大学の予防歯科の研究グループは、2歳までにミュータンス菌に感染しなかったこどもは、う蝕が少なかったと発表しています。そのようなこともあって、親の唾液がついたスプーンでこどもに食べさせることは、う蝕にさせるといわれ、神経質になっている母親が増えているようです。

ミュータンス菌群は、砂糖（スクロース）を有効に利用することによってう蝕原性を発揮します。ブドウ糖（グルコース）と果糖（フルクトース）からなる砂糖をインベルターゼ酵素で切断しながらブドウ糖の重合体の水不溶性グルカンを合成します。菌体の周囲につくるぬるぬるした粘着性の水不溶性グルカンで歯面に頑固にへばりつき、お互いにスクラムを組んでバイ

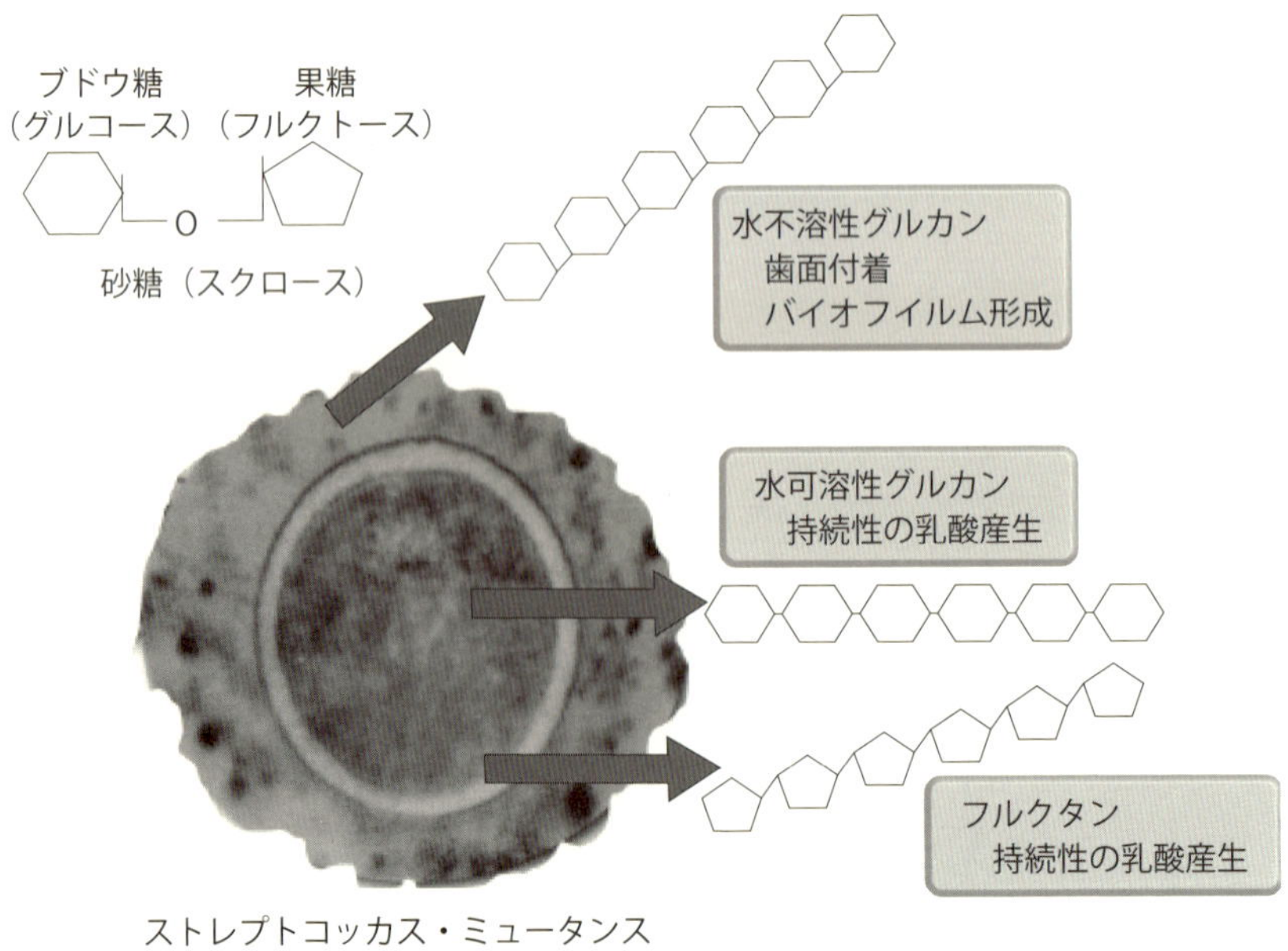

Fig-16　砂糖はブドウ糖と果糖が酸素分子で繋がっています。ミュータンス菌群は砂糖のブドウ糖と果糖の結合を切断しながら、ブドウ糖を繋ぎ合わせた水不溶性のグルカンを体の周囲につくります。また、菌体内には水可溶性のグルカンと果糖を繋ぎ合わせたフルクタンをつくります。

オフィルム集団になります。

また、ミュータンス菌は砂糖を切断して水溶性のグルカンと果糖の重合体フルクタンを菌体内にも蓄えます。夜間など砂糖などが入ってこない間は、合成して蓄えた菌体内多糖体をエネルギー源に使い、乳酸をつくり続けることができます。

ミュータンス菌は、砂糖から菌体外のグルカンや菌体内の多糖体を合成してう蝕原性を発揮することになるわけですから、ミュータンス菌を感染させること以上に砂糖を含むお菓子を頻繁に口にしないことや砂糖が口に入ったら歯磨きするなどの生活習慣をつけることが大切です。

DENTAL PLAQUE

キシリトールに対するコクラン共同計画の評価

キシリトールは、さまざまな果実やメープルシロップなどに含まれるもので、甘味は砂糖と同じです。小腸から吸収されないため、カロリーにはならないので、甘いものを欲しがる糖尿病患者に利用されたり、ダイエット食として使われることもあります。しかし、大量に摂取すると下痢を起こしますので、一日に20gを超えないようにしなければなりません。

キシリトールは、唾液の分泌を促進することによって歯の表面のカルシウムを補充するはたらきもあり、チュウインガムなどに入っています。しかしながら、キシリトールのう蝕予防効果に対するコクラン共同計画の評価はありません。

ついでながら、某製菓会社のテレビコマーシャルに抗議して受入れてもらったエピソードを書かせてもらいます。「フィンランドでは、こどもは寝る前にキシリトールキャンディーを食べています」とオリンピック金メダリストを登場させてのテレビコマーシャルがありました。う蝕をつくらせないコンセプトは理解できましたが、寝る前に甘いものを口にするようなこどもは、どのように成長するのでしょうか、わたしはまったく理解できませんでした。

フィンランドのお菓子には、フッ素を含むものがあります。時間をかけてフッ素入りのキャンディーを食べれば、唾液中のフッ素が歯面に結びつきます。しかし、日本では飲食物にフッ素を加えることは認可されていません。製菓会社に、「コマーシャルの中止」を要望しました。わたしの主張を理解してくれた複数の研究員がいてくれたこともあり、そのコマーシャルは流れなくなりました。

う蝕にならない甘味料として、リンゴの蜜の部分などに含まれるソルビトールもよく使われています。キシリトール同様に一度に20g以上採ると下痢を起こすことがあります。歯磨き剤にソルビトールが加えられているものもあります。

パラチノースは、蜂蜜に少量含まれていますが、工業的に砂糖からつくり出すことができます。甘味は砂糖の半分ぐらいですが、デンタルプラーク細菌には利用されません。

スクラロースやサッカリンは、甘味が砂糖の１００倍以上でカロリーにならないため、ダイエット用のソフトドリンクなどに加えられています。

アスパルテームは、フェニールアラニンとアスパラギン酸の2種類のアミノ酸が結びついたもので、砂糖の１００倍の甘味をもっています。飲食物の甘味付けに利用されたり、チューインガムに加えられています。遺伝的な病気のフェニールケトン尿症の妊婦は、奇形や知恵遅れのこどもを出産するリスクが高まるため、取り過ぎないように注意しなければなりません。

う蝕予防を育児教育に取り入れているところが増えています。一方、高齢者には根面う蝕の予防が求められています。甘いものを楽しみにする者には、砂糖に代わる甘いものをおやつなどに使うことや、お茶を楽しみながら砂糖を口腔内に停滞させないことや歯磨きが基本になります。

大学の同級生で岩倉政城尚絅学院大学名誉教授は、現在も幼稚園の園長をしています。大月書店の『口から見た子育て』や芽ばえ社の『園長ピッピの子育てより』などの本では、こどもは何かの問題があったとしても、それぞれたくさんの可能性を秘めていることなどが書かれています。そして、う蝕予防からみた子育てに関しても的を射た話がありますから、学校歯科保健に関わる人達には参考になると思います。

DENTAL PLAQUE

特定ミュータンス菌は脳出血をもたらす

脳卒中は、日本人の死亡者の約12％とされています。脳出血は、脳卒中をもたらし、重篤になり高い死亡原因となってしまいます。脳出血は、塩分の取り過ぎなどが引き金となって高血圧との関連性が高いことは広く知られていますが、特定のミュータンス菌がその引き金になるという衝撃の発表がなされました。

脳卒中患者から分離したコラーゲン結合性たんぱく質を菌体表層にもつミュータンス菌株は、マウスの大脳出血を引き起こすことが大阪大学小児歯科のNakanoらによって明らかにされました。

このコラーゲン結合性のタンパク質をもつミュータンス菌を発見したのは、東京歯科大学の佐藤裕博士です。彼らは、特定のミュータンス菌の *cnm* 遺伝子がつくりだす菌体表層のコラーゲン結合性たんぱく質の病原性について、２００４年にジャーナル・オブ・デンタル・リサーチに発表しました。

コラーゲン結合性たんぱく質は、血管の傷口に集まって炎症反応を誘発し、血小板の止血作用を阻害して出血させます。コラーゲン結合性たんぱく質 *cnm* 遺伝子をもつミュータンス菌は、脳内の微小血管の止血を阻害して出血させるリスク因子となるわけです。

また、大阪大学の Nakano らは浜松医大などとの共同で、脳出血患者は、*cnm* 遺伝子を有するミュータンス菌の感染率が、健常者の感染率に比べ約4倍も高いことを発表しています。

そして、2015年に国立循環器病研究センターの研究グループの Miyatani らは、MRI 画像で観察できる脳出血患者は *cnm* 遺伝子をもつミュータンス菌感染率が有意に高いことを、オーラル・ディズイーズ誌に発表しました。すなわち、コラーゲン結合性たんぱく質遺伝子 *cnm* を有するミュータンス菌感染は、脳出血と高い相関性があることを発表しました。

さらに、2016年2月の電子版サイエンティ

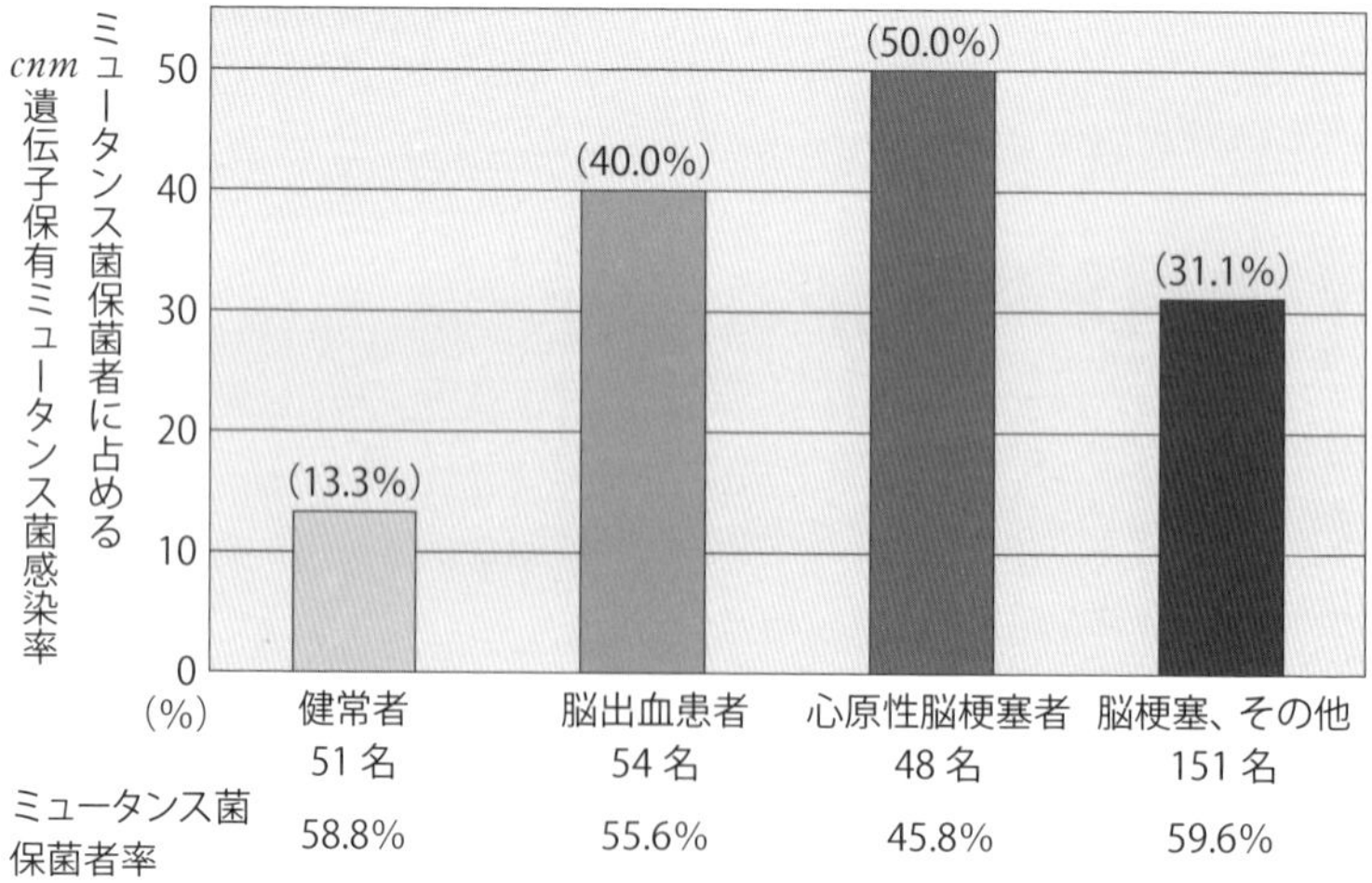

コラーゲン結合性たんぱく質遺伝子 *cnm* 保有ミュータンス菌の感染率の比較

Fig-17 出血性脳卒中患者と健常者のコラーゲン結合性たんぱく質遺伝子 *cnm* 陽性ミュータンス菌感染率の比較。調べた健常者、脳出血患者、心原性脳梗塞患者、脳梗塞その他からの唾液サンプルにミュータンス菌の検出率には大きな差はありません。しかし、脳血管疾患患者のコラーゲン結合たんぱく質遺伝子 *cnm* を有するミュータンス菌の感染率は、健常者の感染率に比べ高いことが分かります。(Nakano K., 他、*Nat Commun*, Article number 485, 2011. などの論文から引用)

フィック・レポートに国立循環器病研究センターの脳神経内科の Tonomura らの研究チームは、*cnm* 遺伝子を有するミュータンス菌が脳出血リスクの高いことを発表しました。

その内容は、国立循環器病研究センターに入院中の67名の虚血性脳卒中患者、5名の短期虚血性発作患者、27名の脳出血患者の唾液を採取して、*cnm* 遺伝子を有するミュータンス菌の感染を調べたところ、*cnm* 遺伝子を有するミュータンス菌が11名の患者に感染していることが分かりました。特に、虚血性脳卒中患者に *cnm* 遺伝子を有するミュータンス菌の感染が有意に多いことを発表しています。

人類史上最大の暗殺軍団デンタルプラークにみられる特定のミュータンス菌感染と脳卒中の研究はさらに鮮明されていくと考えられます。そして、ミュータンス菌群を蔓延らせない口腔ケアの重要性は、さらに強調されるはずです。

DENTAL

第6章

歯根尖のバイオフィルム病巣は治せるのか

PLAQUE

わたしの好きな小説家の一人が五木寛之です。小学館から発行された五木寛之『親鸞』のなかから、若き日の親鸞のエピソードを紹介します。

親鸞が範宴と呼ばれていた時代、こどもの背中にできた大きな紫色の腫れものの治療を体験した。その死に至らしめるような腫れものが、加持祈祷で治せないと戸惑っていた。一緒にいた法螺房弁才は、「腫れものを退治することである」と教えた。

範宴は、手巾で腫れものの周囲をぬぐった。

法螺房弁才は、「なにをやっておる」と叱声し、いきなりその腫れものに食らいついた。紫色にふくれあがり、活火山のように赤い裂け目の見える巨大な腫れものに、吸いつき膿を吸って地面に吐きすてることを繰り返した。これだけではだめだ。奥の肉のあいだに、腫れものの芯が隠れている。その芯を吸いだしてしまえば、二度とこの子に腫れものはできない。

救世観音に祈るより、この子の腫れものの芯を吸いだすことのほうが、よほど仏の心にかなっている。「どうだ、範宴、やってみるか」範宴は、力の限り全身で吸った。肉のはぜる音がして、熱い生きもののようなものが、喉をつたって一瞬にして胃の中にまで入り込んだ。

仏陀について書かれた本にも、不治の病と思われた背中の腫れ物の芯を取り除くことだけが、救いになったという同様の話があります。これらのエピソードは「頑固な感染病巣は摘出しなければ治らない」ことを教えてくれています。

一歯で象牙質細管の総延長は、3,000mから5,000mに達します。細菌はその象牙質細管に侵入して歯髄炎を起こし、歯根尖でバイオフィルム感染病巣をつくってしまいます。
この章で、歯根尖病巣は、健康破綻にいかに関わるのか、その完全治癒に立ちはだかるバイオフィルム感染病巣について解説します。

求められる感染根管治療だが

DENTAL PLAQUE

象牙質細管から入り込み歯髄の感染防御システムに打ち勝って歯髄腔側からも象牙質細管に侵入するし、根尖にも達します。根尖に達した細菌は、血液成分を栄養源にしてバイオフィルム集団となってしまいます。その病巣に見つかるコリネバクテリウム菌群は、多くの消毒薬などに抵抗性を示します。わたしは、コリネバクテリウムを「懲りねえバイキン」などと学生達に教えてきました。根尖病巣のコリネバクテリウムを含む複数の細菌種が頑固なバイオフィルムとなって免疫防御機能や抗菌剤に抵抗します。

象牙質細管に入り込んだ細菌や根尖病巣の細菌は、毒素などを体内に送り込んで、心臓、腎臓、呼吸器、消化器に悪影響を及ぼしていることを発表したのがアメリカのジョージ・マイニー博士です。マイニーは、感染根管細菌のさまざまな病原性について実例をあげて、『隠蔽された感染根管治療』(Root Canal Cover-up) で発表しています。この本は、片山恒夫先生が監修で恒志会から『虫歯から始まる全身の病気　―隠されてきた歯原病の実体―』とした訳本が出ています。

アメリカの歯内療法学の重鎮でもあったマイニーは、象牙質細管や歯根尖で駆逐されないで生き続ける細菌集団は、全身疾患の原因となったとする多くの症例を示しました。歯内療法で駆逐されない細菌が、健康を蝕み続けていることを暴露したことから、多くの歯科医師からの猛烈な反発を受けたことも事実です。

DENTAL PLAQUE

バイオフィルム瓦解戦略に期待する

こどもが覚える言葉は「ママ、パパ」「それはわたしのもの」の順で、万国共通と思います。アメリカでは、その次に「わたしはあなたを訴えます、I will sue you.」です。医療訴訟は、アメリカに限らずわが国でも増える一方です。問題があれば、訴えるのが当たり前になっています。

アメリカの感染根管治療費は、わが国の健康保険での治療費の数十倍です。治療の難しい根尖病巣の治療に、アメリカの歯科医師は安易に取り組まないのは、完治しないと訴えられてしまうからです。

わが国でも顕微鏡などで観察しながら歯内療法がなされるようにもなって治癒率は高まってきていますが、依然として再発率は低くありません。

高い医療技術を駆使しても治せない頑固な根尖バイオフィルム感染病巣を抜歯によって取り除く選択は、「ヒポクラテスの誓い」に合致すると考えています。マイニーは、確実に感染病巣を取り除く歯内療法の開発を望んでいました。歯根尖病巣のバイオフィルムを瓦解させる薬剤の導入や病巣を確実に取り除くマイクロサージャリー術式が開発されるものと期待しています。

DENTAL

第7章

有史以来最大の感染症は歯周病

PLAQUE

歯周病は、世界規模で増え続け、有史以来最も多い感染症であることがギネスブックに記載されたことがあります。そして、世界保健機関（ＷＨＯ）は、２０２０年までに歯周病を減らしてその全身疾患への影響を最小限にするという目標をかかげました。

歯周病は、症状が自覚されないうちに重症化していってしまうことから、沈黙の病気といわれます。日本では、歯周病に罹りやすい免疫の低下した高齢者や医療技術に支えられて生活する易感染性宿主が増えており、大人の80%もが歯周病であるという発表があります。

歯周病の予防と歯周病の早期発見・早期治療によって歯周病患者を減らそうと歯科界あげて取り組んでいますが、その成果が必ずしもあがっていません。この章では、歯周病は全身的感染症と捉えることもできることについて書きました。

DENTAL PLAQUE

感染拡大し続ける歯周病原菌

ミュータンス菌は母親からこどもへの感染がよく知られていますが、歯周病原菌も母親からそのこどもに伝播して感染します。わたし達は、小児歯科を訪れる患者とその母親の歯周局所サンプルを調べたところ、乳歯が揃うようになれば母親の歯周病原菌が感染することを報告しています。

また、細胞への付着性と侵入性のある線毛をもつポルフィロモナス・ジンジバリス（*Porphyromonas gingivalis*）は、夫婦間でも感染することも発表しています。

さらに、歯周病原菌は歯周病部位からデンタルインプラント周囲に伝播することも証明し、インプラント治療を受ける前には、歯周病の治療を受けて歯周病原菌を駆逐すべきであると発表しています。わが国を含む各国の研究者達も、歯周病患者にインプラント治療を行うと、インプラント歯周炎の起こる頻度が高いことを発表し、歯周病治療を優先すべきであるとしています。

歯周病原菌は、身近な人から伝播し、一旦口腔内に定着すれば口腔内でも感染を拡大し続ける連中です。う蝕予防と同様、家族全体で歯周病原菌を暗躍させないように取り組まなければなりません。

DENTAL PLAQUE

歯周病原菌の内毒素は諸悪の根源

細菌は、厚い細胞壁をもっているグラム陽性菌と細胞壁が薄くて外膜のあるグラム陰性菌に分けられます。細菌のつくる毒素は、菌体の外側に分泌するたんぱ

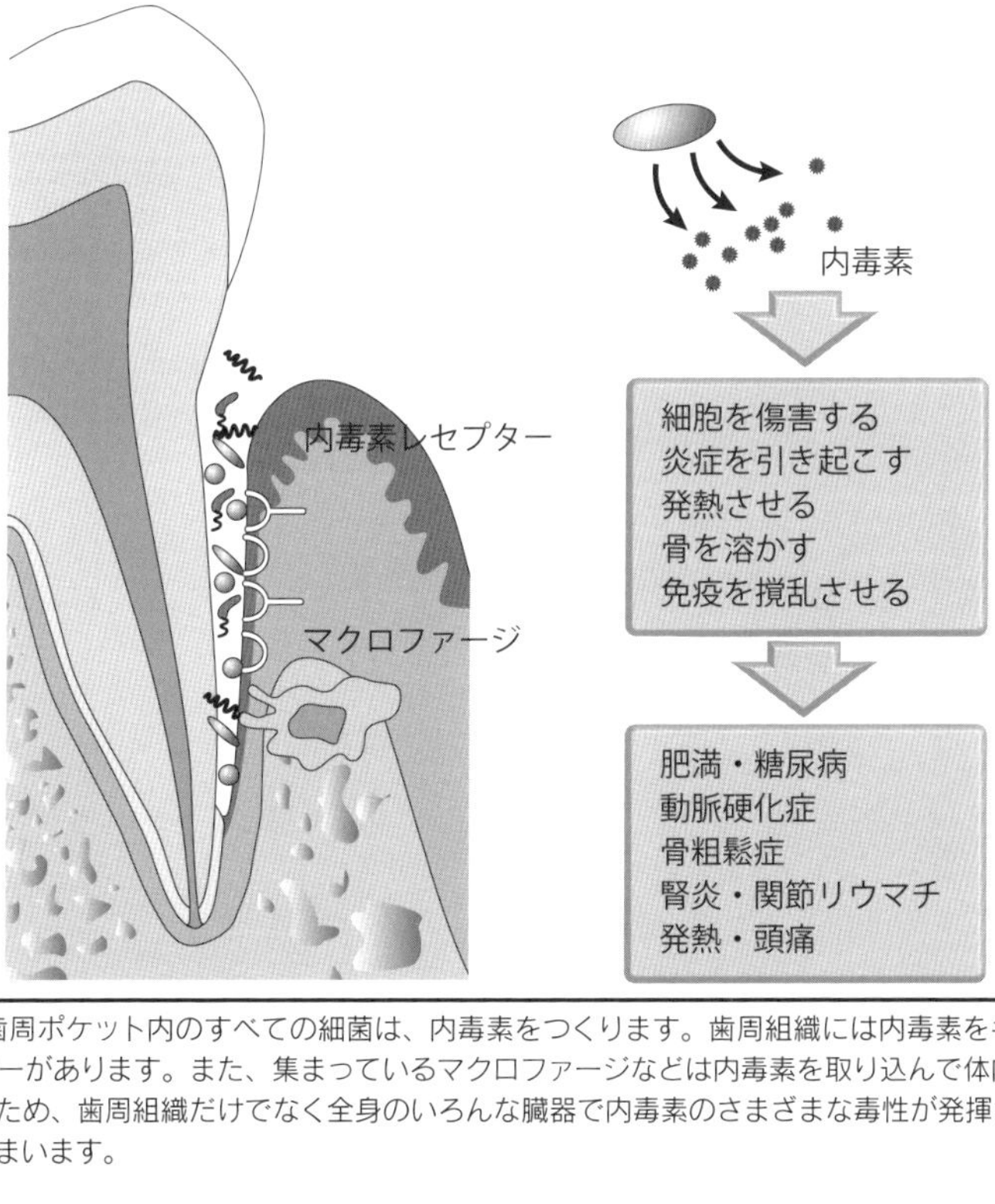

Fig-18 歯周ポケット内のすべての細菌は、内毒素をつくります。歯周組織には内毒素をキャッチするレセプターがあります。また、集まっているマクロファージなどは内毒素を取り込んで体内に持ち込んでしまうため、歯周組織だけでなく全身のいろんな臓器で内毒素のさまざまな毒性が発揮されることになってしまいます。

く質の外毒素と、グラム陰性菌の表層にある膜成分の脂質と多糖体からなるリポ多糖（LPS）の内毒素があります。外毒素をつくるのは、グラム陽性菌にもグラム陰性菌にもあります。外毒素には、溶血毒、神経毒、痙攣毒、腸毒などがあり、その細菌の種類によって毒性が違います。

歯周ポケット内には、種類は多くありませんが、外毒素をつくる歯周病原菌もみつかります。アグレガティバクター・アクチノミセテムコミタンスは、白血球を傷害する外毒素を産生します。

一方、歯周病原性グラム陰性菌はすべて内毒素を菌体表層につくっています。内毒素は、細菌が死滅しても毒性が弱くなることはありません。菌体が壊れた場合など、内毒素は小さな断片になって血流に入り込みやすくなります。

グラム陰性菌感染症の経過中には、内毒素が原因となって悪寒、発熱、血圧降下、循環不全などがみられます。多量の内毒素が血中などに入り込むと、血液凝固、血管壁の損傷、血流の減少などが起きて内毒素ショックで命が奪われてしまうこともあります。

歯周組織には内毒素と結び着くレセプターがあります。また、歯周局所には内毒素を取り込んでしまうマクロファージなどが集まっています。直接入り込んだり、マクロファージに持ち込まれたりして体内に入り込んだ内毒素は、細胞に傷害を与えて炎症を引き起こしてしまいます。

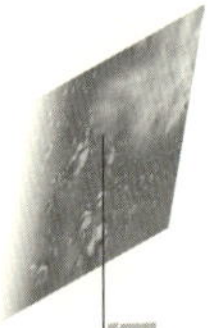

DENTAL PLAQUE

歯周病原菌はヒトのストレスを察知して病原性を高める

神経系の発達した人間ほどストレスに弱い生き物はいないようです。ストレスで免疫系やホルモン系が撹乱されて、病気に罹りやすくなります。一方、細菌は環境の変化に順応する高い能力をもっています。驚くべきことに、細菌はヒトのストレスを察知して病原性を高めることさえあります。

ヒトのストレスホルモンになるアドレナリンを歯周病原菌ポルフィロモナス・ジンジバリスの培養液に加えてみました。そうすると、たんぱく質を分解するジンジパイン酵素の産生が高まりました。すなわち、ヒトのストレスを察知して病原性を高めて刃向かってくることが分かりました。

たんぱく質分解酵素のジンジパインは、細胞への付着や細胞に侵入する手段に使います。また、歯周組織を破壊するだけでなく、血液を凝固させ動脈硬化症の引き金となる病原性因子です。

微生物学研究室には、臨床系の大学院生や開業している歯科医師、海外からの留学生がたくさん集まってくれていました。そのお陰で、歯周病患者の情報を彼らから得ることができました。

彼らが治療する患者に、男子大学生の侵襲性歯周炎患者がいました。その患者は、一流大学に入りたいと猛勉強していたそうですが、希望する大学に合格でき

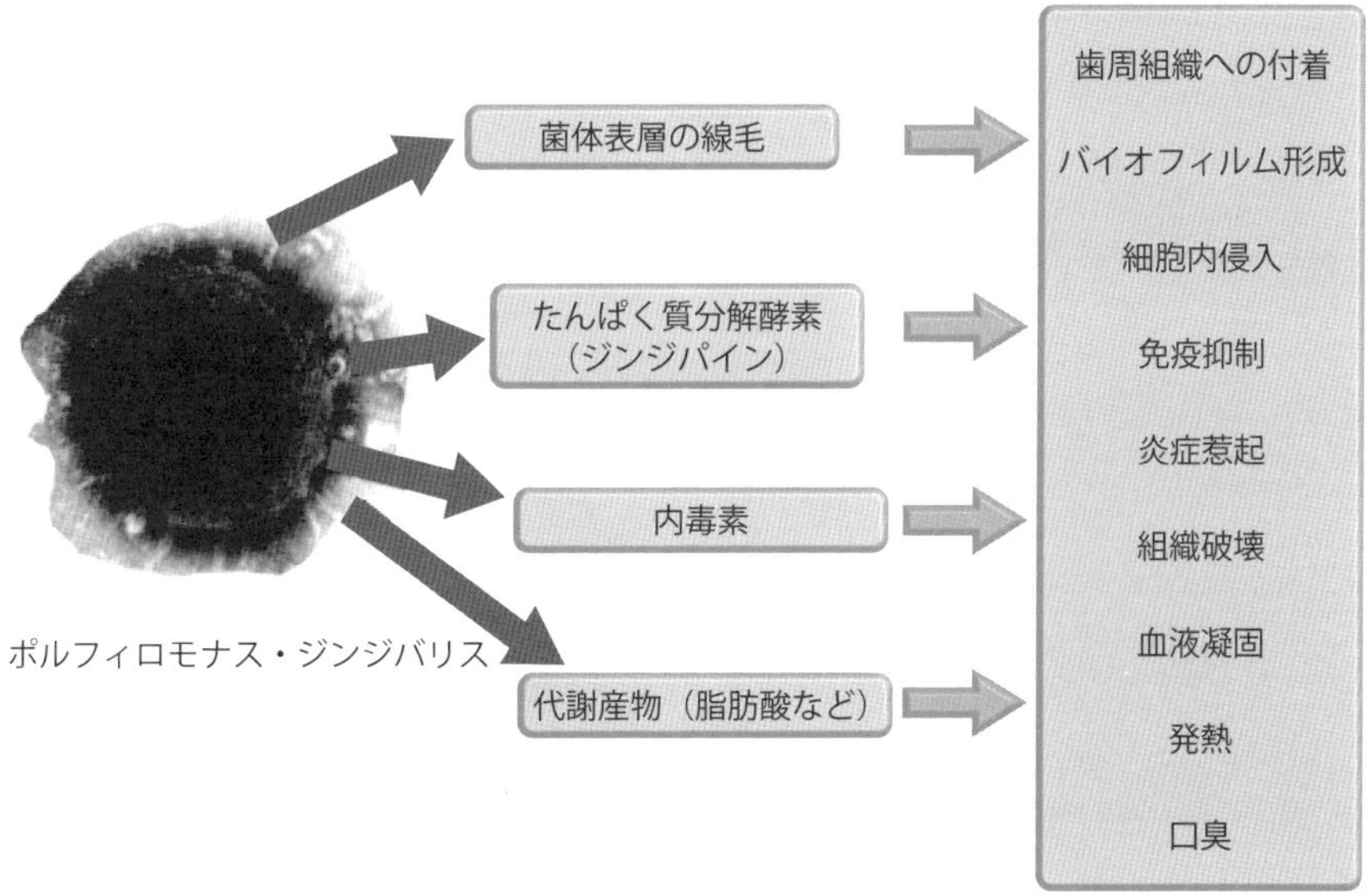

Fig-19 ポルフィロモナス・ジンジバリスは、さまざまな病原性因子をもって慢性歯周炎の代表的な病原菌です。

なかったそうです。受験ストレスで免疫が低下したうえに、目標とした大学に入れず、覇気までなくなってしまっていたようでした。歯槽骨が破壊されて、ほとんど全部の歯の動揺がありました。

わたし達が、その侵襲性患者の歯周ポケットから分離したアグレガティバクター・アクチノミセテムコミタンスは、液体培地では濁って増殖することなく、試験管壁にへばりついた頑固なバイオフィルムを形成しました。

歯周病原菌が受験中にストレスをキャッチして病原性を高め、覇気をなくして免疫が低下したことで歯周病原菌が増加したことが進行の速い歯周病を起こしたとも考えています。初診時から15年近くになりますが、定期に歯科医師の診察を受け、徹底したデンタルプラーク・コントロールもなされて、進行はストップしていますが、歯槽骨の再生はほとんどみられません。

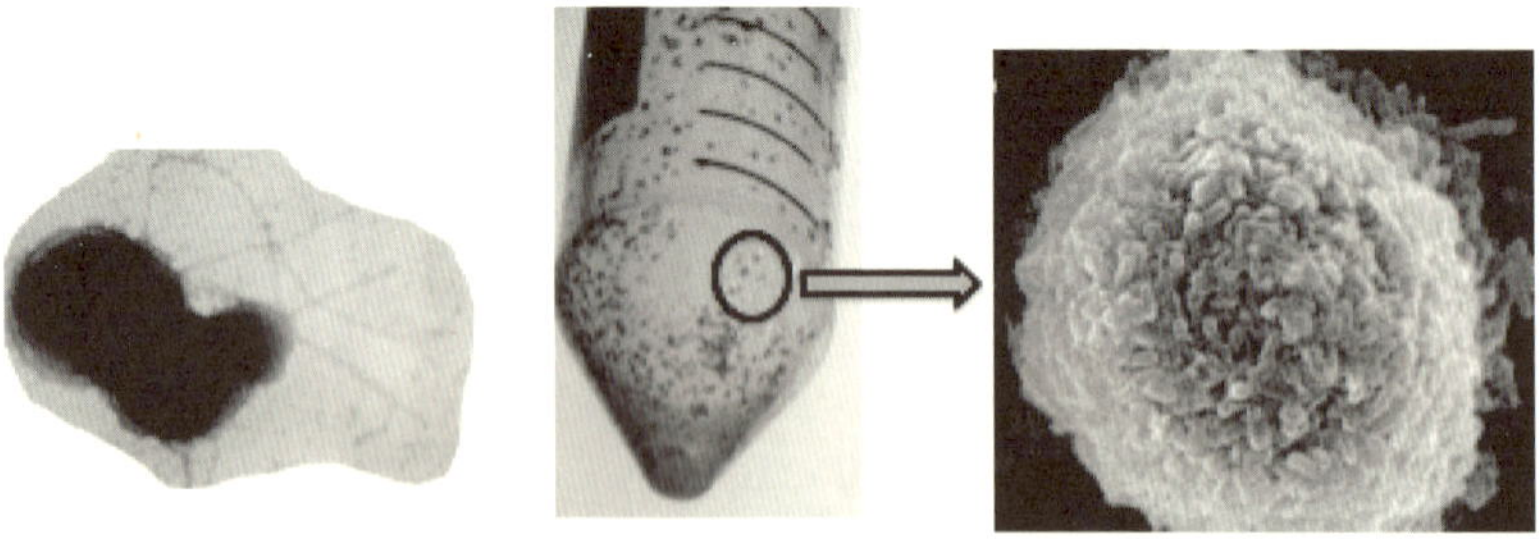

アグレガティバクター・アクチノミセテムコミタンス　　バイオフィルム

線毛
　付着，バイオフイルム形成

外毒素
　白血球毒素

内毒素

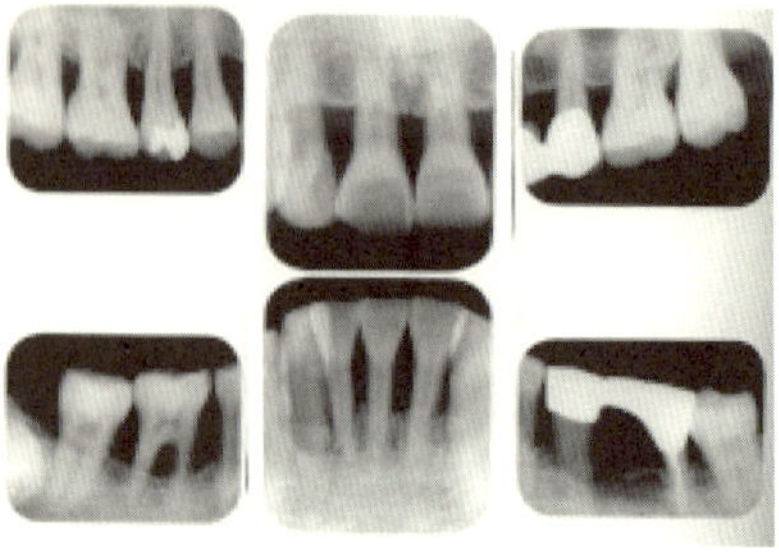

男子大学生の侵襲性歯周炎

Fig-20　侵襲性歯周炎患者の歯槽骨の破壊のみられた部位のすべてからアグレガティバクター・アクチノミセテムコミタンスが分離され、それらの菌はバイオフィルムを形成しました。

歯周病による口臭は免疫系をも撹乱する

DENTAL PLAQUE

口臭は、バイオフィルム細菌の増加に伴ってひどくなります。口腔の不衛生、う蝕、歯周病、扁桃腺炎、不衛生なデンチャー、食物が口腔内に停滞して腐敗することなどが口臭の原因です。喫煙、ドライマウス、老化に伴う免疫の低下などが、それらの引き金になることも少なくありません。

歯周病の症状の一つは口臭です。歯周病原菌がつくり出す揮発性脂肪酸と硫化物が主な原因です。産生される酪酸やプロピオン酸などの揮発性脂肪酸や硫化水素の口臭を自覚できるようになった時には歯周病が進行してしまっています。

わたしの研究対象は、酪酸や硫化水素を発生させる歯周病原菌でした。それらの細菌を培養して集める過程では、悪臭が研究室中にあふれました。研究室の人達は、その悪臭こそわたしの体臭であるかのごとく感じた者もいたようです。その臭いが髪や白衣に付着すれば簡単に消えません、家に帰ってすらわたしの臭いとされたほどです。

ついでながら、酪酸を妨害に使った事件を紹介しておきます。アメリカ環境保護団体のシー・シェパードは、南極海で日本の調査捕鯨船に酪酸入りの瓶を発射機で打ち込みました。この酪酸の飛沫を浴びた3人の乗組員は、悪臭に悩まされただけでなく、皮膚に痛みのある軽傷を受けたことがありました。

日本大学の落合邦康教授らは、歯周病原菌が最も多く産生する酪酸が、T細胞に結びついてそのはたらきを阻害することを明らかにしています。T細胞が傷害を受ければ、歯周病が進行するという悪循環が生じてしまうことになります。歯周病原菌の産生する酪酸は、免疫機構を撹乱させて、歯周病だけでなく全身性疾患の誘発に関わる可能性もあります。

歯周病で口臭があると、好きな人に嫌われるだけはありません。免疫機能が撹乱されてがんになるリスクが高まる可能性だってあるわけです。

DENTAL PLAQUE

運動は内毒素の炎症性サイトカイン産生を制御する

抗加齢医学会、アンチエイジング歯科学会は、病気の治療よりも健康増進を後押しする究極の予防医学と位置づけています。アンチエイジングは、栄養指導、適度な運動、ストレスのケアなどに取り入れられ、老化を防いで病気を予防するというものです。老化の兆しは、早い時期にみつけてどのように対処するかが肝腎です。歯周病のリスク因子として最も高いのは老化です。アンチエイジングを自分のライフスタイルに取り入れることによって、歯周病が予防できることが示されています。

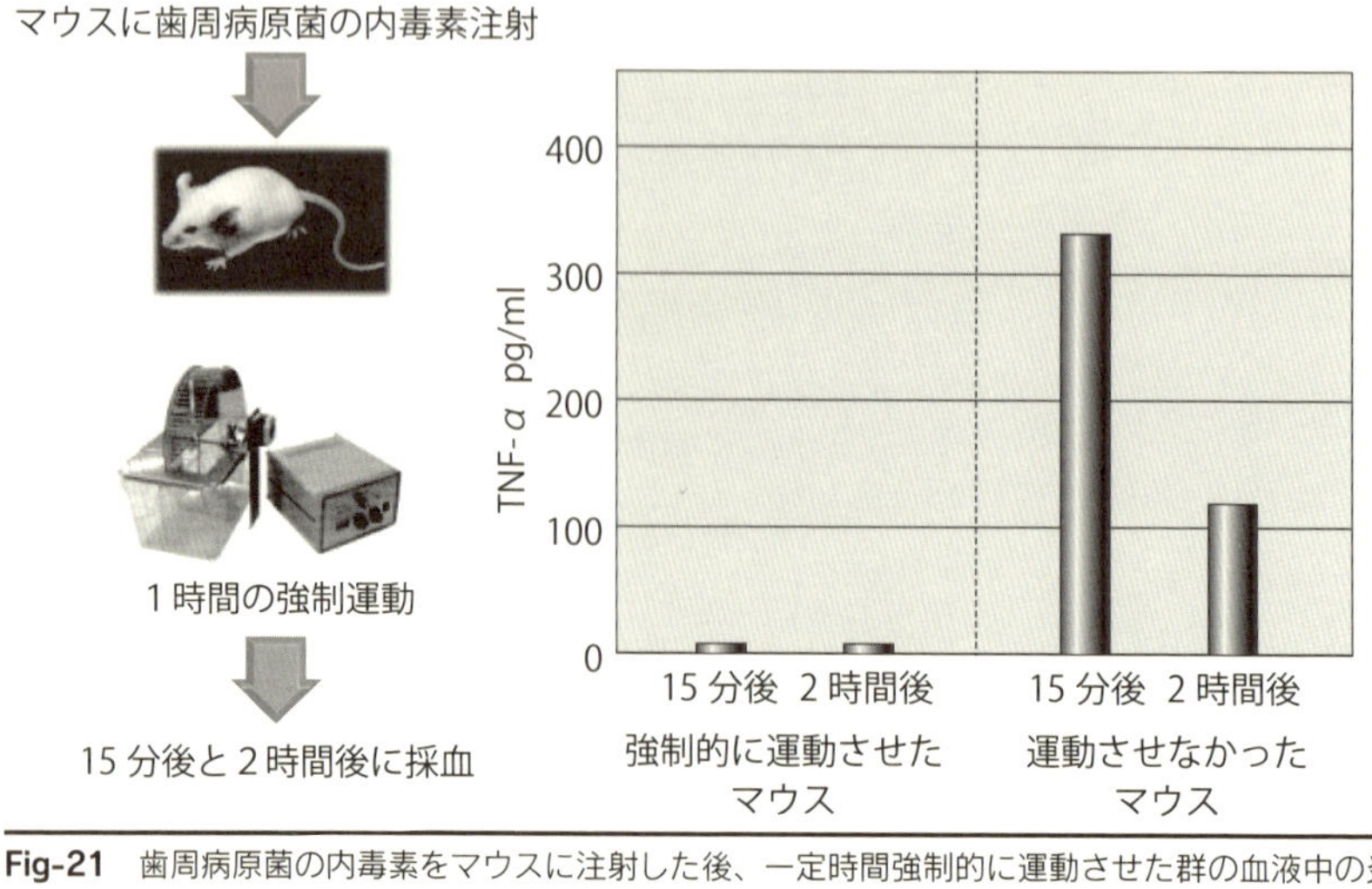

Fig-21 歯周病原菌の内毒素をマウスに注射した後、一定時間強制的に運動させた群の血液中の炎症性サイトカイン TNF-α の量は、運動させなかったマウス群に比べて有意に少ないことが分かります。

内毒素は炎症性サイトカインの腫瘍壊死因子-α（TNF-α）やインターロイキン-1（IL-1）の産生を誘導します。わたしたちは、歯周病原菌の内毒素をマウスに注射し、そのマウスを強制的に運動させると血液中の炎症性サイトカインのTNF-α量は、運動させていないマウスに比べ少ないことを発表し、歯周病予防にも適度な運動を続けることの大切さを示しました。

DENTAL

第8章

歯周病は循環障害をもたらす

PLAQUE

心臓外科医の南淵明宏先生は、『ブラックジャックによろしく』に登場する外科医のモデルとして紹介されています。南淵先生は、中公新書『心臓外科医の挑戦状』、講談社文庫『異端のメス、心臓外科医が教える病院のウソを見抜く方法！』などたくさんの本を書いていますし、テレビ出演も多く知名度の高い心臓外科医です。

歯科医師が救急医療センターで研修中に、専門外の医療行為に関係したとして書類送検されたことがあります。南淵先生は、患者を優先すべきであり救急医療現場での研修は不可欠であるといっています。日本経済新聞社からの『突然死、あなたは大丈夫？』の本でも、心臓疾患で命を奪われることがないように救急医療現場での歯科医師の研修が必要であることを明快にしています。

わたし達は、南淵先生との共同研究によって、心臓の冠状動脈の狭窄をもたらしている血管の内壁プラークにさまざまな歯周病原菌が見つかることを発表することができました。冠状動脈内壁プラークから見つかる割合は、歯周病の進行に伴って歯周ポケットが深くなっている患者ほど高いことも分かりました。

その研究のきっかけは、心臓外科手術を受ける多くの患者の口腔は不衛生であることから、心臓手術で弁膜や動脈の縫い目に口腔内の細菌が付着してバイオフィルム集団になることがあるとして、手術前に口腔内の細菌を減らすべく口腔清掃が必要であるとの共通認識からでした。

この章では、歯周病原菌が循環障害の引き金になることや、歯周病は動脈硬化症の新しいバイオマーカーであることなどについて述べます。

DENTAL PLAQUE

微生物感染が引き起こす動脈硬化症

動脈硬化症のリスク因子としては、遺伝的要因に加えて高コレステロール症、高尿酸血症など生活習慣に関連する肥満、糖尿病、喫煙などがよく知られています。

そして、動脈硬化症には、肺炎クラミジア菌、ピロリ菌そしてポルフィロモナス・ジンジバリスなどの歯周病原菌の感染や口腔内に潜伏するサイトメガロウイルス感染が関わっていることが明らかにされ、動脈硬化症には慢性感染症が深く関わっていることが分かってきました。

肺炎クラミジア菌は、健康な人が感染しても軽い風邪の症状ですみます。ところが、肺炎クラミジア菌は動脈硬化症部位からよく見つかり、動脈硬化症を起こす油断できない細菌です。

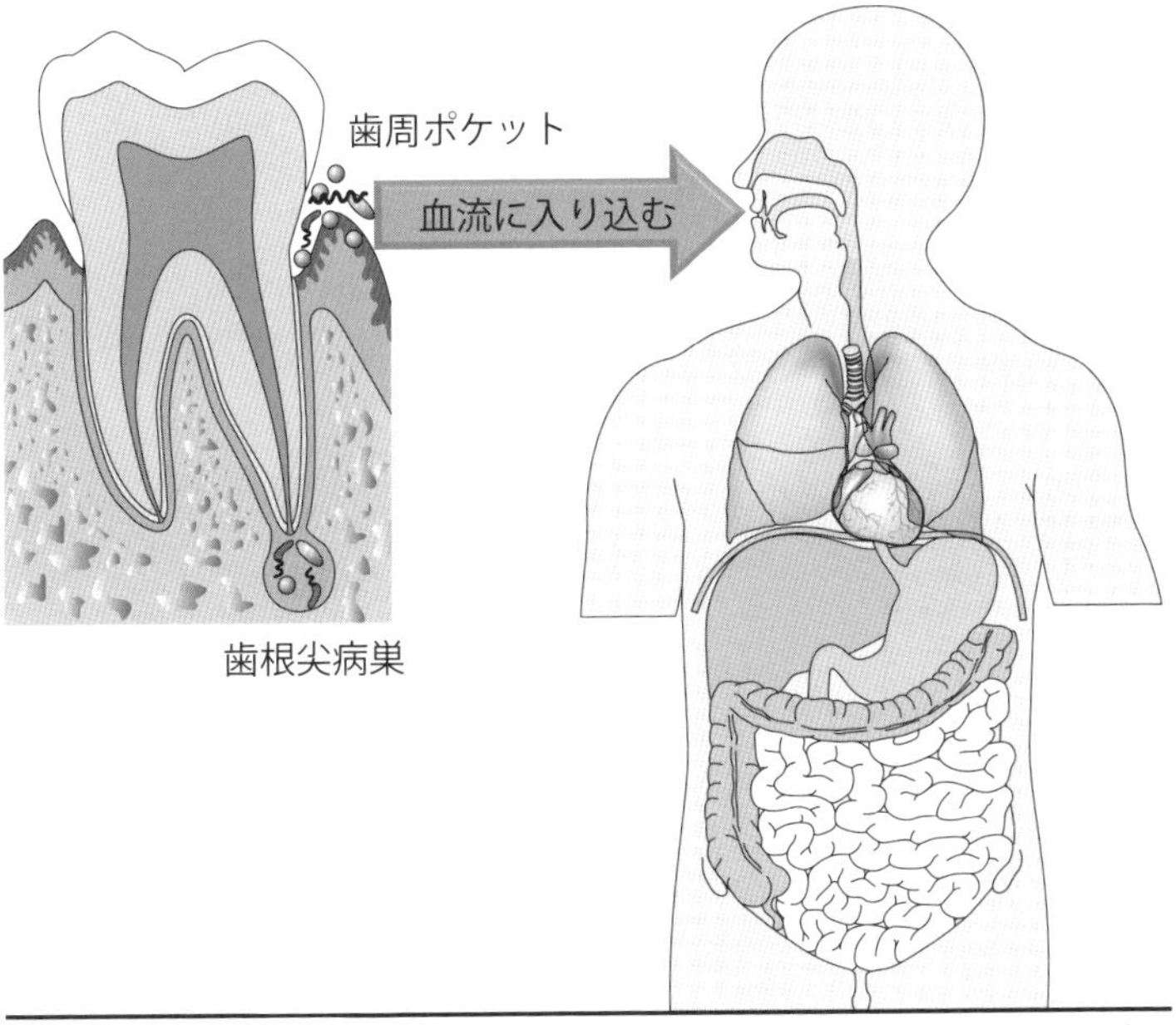

Fig-22 歯周ポケットや歯根尖病巣の細菌は、歯の周囲から血流に入り込み菌血症を起こします。食事中や歯ブラシ中にも一過性の菌血症になりますが、歯周ポケットの深い患者ほど血流への細菌の流入が多くなります。

ピロリ菌は、第10章で取り上げる胃潰瘍や胃がんの原因となることがある細菌ですが、動脈硬化症に関与するという報告もなされています。

サイトメガロウイルスは、乳幼児期に感染することが多いヒトヘルペスウイルスの一つで、健康な人に病原性を示すことはほとんどありません。しかし、臓器移植を受けて免疫抑制剤の投与を受けている場合や透析患者では、初めて感染した場合や体内に潜伏しているサイトメガロウイルスが活性化して肺炎を起こすこともあります。そして、持続感染による炎症が動脈硬化にも関わるウイルスであることも分かってきました。

DENTAL PLAQUE

歯周病原菌

血管の細胞にも入り込む

生きている歯周病原菌を血液中に見つけることができます。すなわち、歯周病原菌は血流中に入り込んでいることが分かります。デンタルプラー

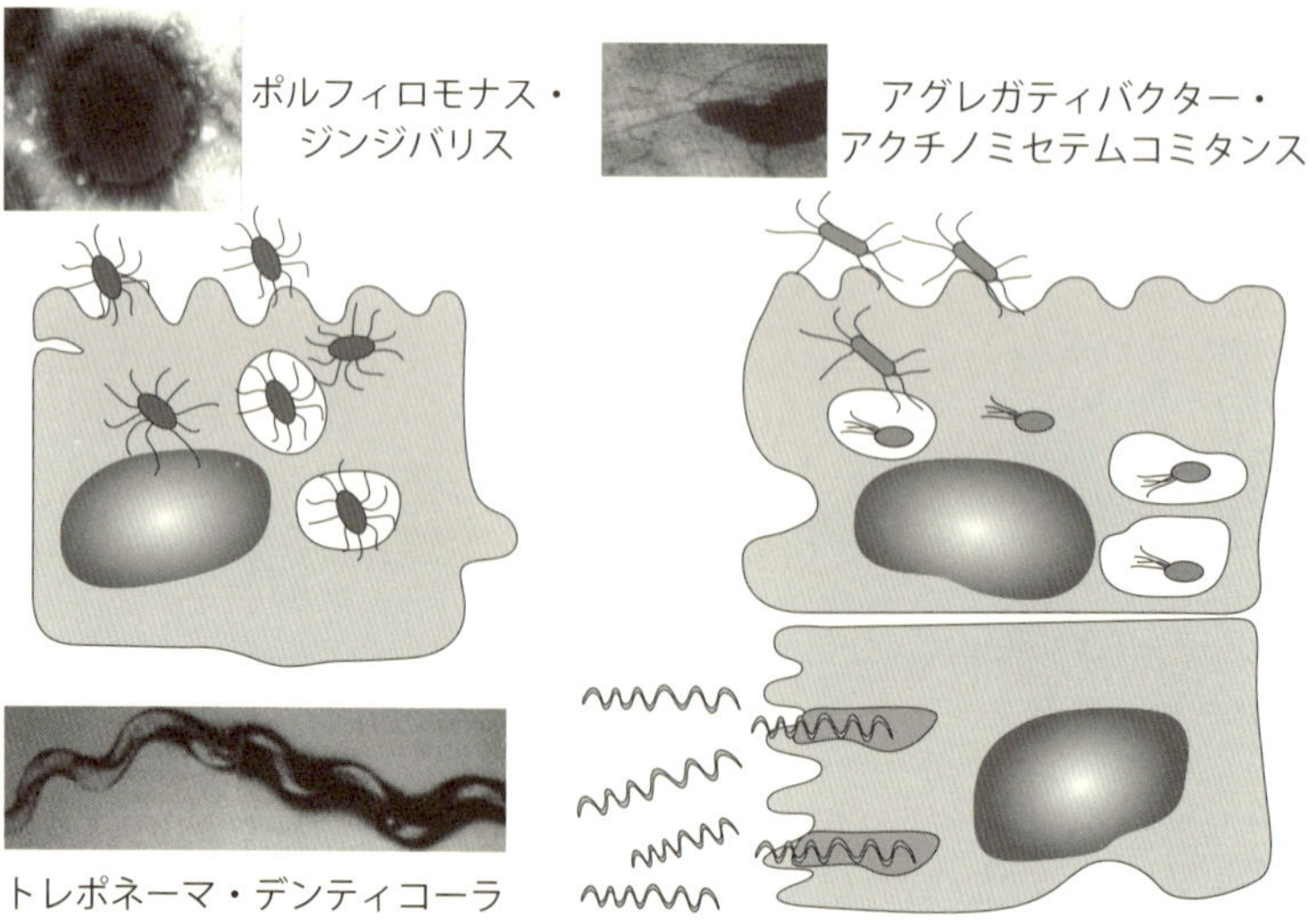

Fig-23　歯周病原菌は歯肉細胞だけでなく血管内皮細胞に侵入します。ポルフィロモナス・ジンジバリスはたんぱく質分解酵素ジンジパインなどを使い細胞内に侵入します。アグレガティバクター・アクチノミセテムコミタンスは細胞内のアクチンたんぱく質などを使います。トレポネーマ・デンティコーラは錐揉み運動などで細胞内に侵入します。また、複数の細菌が共同作業をするようにして細胞内侵入を強めます。

クに多いレンサ球菌のストレプトコッカス・サングイニスは血液からよく見つかることはすでに述べました。歯周病原菌ポルフィロモナス・ジンジバリスやアグレガティバクター・アクチノミセテムコミタンス、らせん状で錐揉み運動をするトレポネーマ・デンティコーラ（*Treponema denticola*）は、歯肉細胞だけでなく、血管内皮細胞にも入り込みます。単独では細胞への侵入がなかなかできないものの、複数の歯周病原菌が一緒になると細胞に侵入する能力を高めることも明らかにしてきました。

食事中や歯磨き中にも歯周病原菌は血流に入り込んでいます。進行した歯周病や歯根尖病巣がある場合、血流に入り込む頻度や細菌数が多くなります。

抜歯やスケーリング中だけでなく、印象採得時や矯正治療中でもデンタルプラーク細菌は、血流に入り込みます、そのため治療前の口腔内の細菌数を減らすことが大切になります。第15章に菌血症のリスクを下げるための抗菌性洗口液についてコクラン共同計画の評価を含めて紹介します。

DENTAL PLAQUE

歯周病の予防と治療は動脈硬化症予防になる

動脈硬化症の患者は増え続け、心筋梗塞を中心とした心血管系疾患と脳卒中を中心とした死亡者は、わが国の死因の約30％に及んでいます。そして、医療経済を窮地に追い込んでいる原因が、動脈硬化による脳血管障害がもたらす寝たきり患者の増加などです。

動脈を詰まらせる沈着物は、血管内壁プラークであることはすでに述べました。動脈の内膜につくられるアテローム性プラークには、どろどろした悪玉コレステロールの低密度リポたんぱく質（LDL）が含まれています。低密度リポたんぱく質が蓄積すると、そこにカルシウムも沈着するため石灰化して弾力性がなくなり、動脈硬化症が起きてしまいます。

歯周病など慢性感染症による炎症が続くと、生体応答として血液中にC-反応性たんぱく質（CRP）がつくられます。

わたしは、1978年にスウェーデン政府留学生試験を経てカロリンスカ大学で研究する機会を得ることができました。それ以来、付き合いのあるペルオステン・セイダーとビルギッタ・セイダー夫妻は、そろってカロリンスカ大学歯周病学の教授です。

彼らは、医学部との共同研究で、歯周病患者の動脈硬化と体に起きている炎症程度を知る血液中のC-反応性たんぱく質（CRP）の値を調べ、歯周炎があると血中CRP値が高くなり、動脈硬化が進んでいることを明らかにしました。すなわち、歯周炎による炎症の持続が、動脈硬化の引き金にもなることを循環器の医師達と発表しました。それらの論文は、わが国の健康に関する月刊誌や週刊誌にも医学部の教授によって紹介されました。そのため、動脈硬化予防に歯周病の予防と治療の必要性を説く医師も現れています。

日本生活習慣病予防協会や歯周病学会は、歯周病原菌が頻繁に血流に入り込み血管壁で炎症性反応をもたらしていることが、動脈硬化リスクであると認め、動脈硬化症予防に歯周病の予防と治療の必要性を強調しています。

DENTAL PLAQUE

歯周病は動脈硬化症のバイオマーカーとなる

ついで、1979年には、アメリカ政府の留学試験もパスしてアメリカ国立衛生研究所（NIH）の奨学金を受けることができました。留学に選んだのは、ニューヨーク州立大学・バッファロー校口腔生物研究センターでした。センター長のロベルト・ジェンコ教授は、医学部との連携で歯周病と全身疾患との関係について研究する拠点のリーダーでした。

ジェンコ教授らは、頸動脈の内壁プラークサンプル中に細菌やウイルスが見つかることを発表しています。頸動脈内壁プラークの88％に肺炎クラミジア菌、サイトメガロウイルス、歯周病原菌を検出しています。複数の歯周病原菌は、59％の動脈内壁プラークに存在することを報告しています。

わたし達は、横浜市立大学医学部との共同研究で歯周病原菌トレポネーマ・デンティコーラが腹部大動脈の動脈硬化部位に見つかることを発表しました。ついで、南淵先生との研究で、5種類の歯周病原菌をバイパス手術で摘出された心臓冠状動脈や狭窄部の血管内壁プラークから検出しています。心冠状動脈疾患プラークからの歯周病原菌の検出率は、歯周病の進行程度に関連することも分かりました。

世界各国の研究者によって、歯周病が進行すれば歯周病原菌や内毒素は歯肉を貫通し、マクロファージに取り込ま

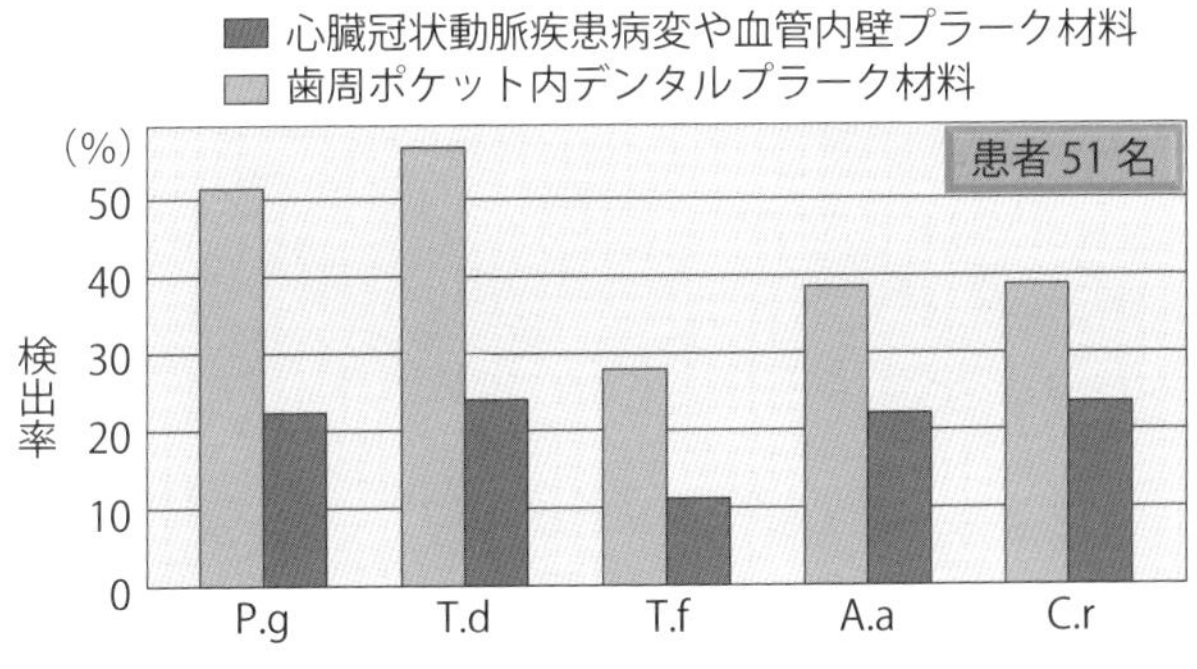

P.g：ポルフィロモナス・ジンジバリス
T.d：トレポネーマ・デンティコーラ
T.f：ターネレラ・フォーサイシア
A.a：アグレガティバクター・アクチノミセテムコミタンス
C.r：キャンピロバクター・レクタス

Fig-24 歯周病原菌は、心冠状動脈の狭窄部や血管内壁プラークから検出され、その検出率は患者の歯周ポケットの深さに相関することが分かりました。

れて血流に入り込み、心臓冠状動脈疾患をもたらすという証拠が積み上げられています。

頸動脈内壁プラークが大きくなり脱落したものが、脳血管を詰まらせて脳梗塞の原因になります。そのため、頸動脈内壁プラークの有無を調べることが脳血管疾患の予防に欠かせない検査となっています。そして、致命的脳梗塞の予防を視野に入れて、頸動脈プラークをつくらせないために歯科医師会と医師会が連係して取り組んでいるグループもあります。

歯周病原菌が動脈硬化をもたらすということは、動物実験によっても証明されています。循環器研究の雑誌サーキュレーションには、動脈硬化を起こりやすくしたマウスを使った実験系で、高脂肪食を与え、ポルフィロモナス・ジンジバリスを打ち込むと動脈硬化を進行させる

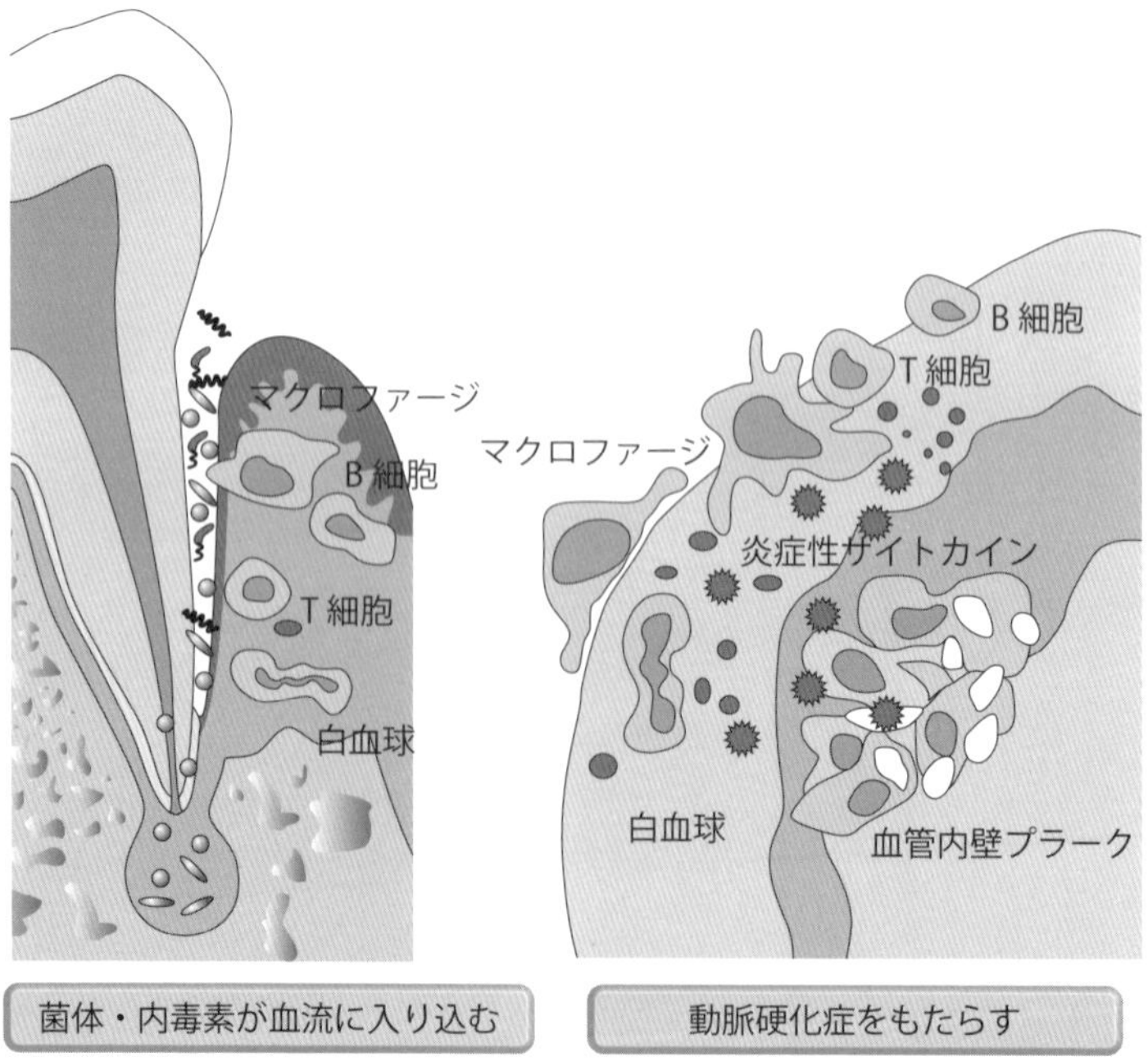

Fig-25 歯周ポケット内の細菌や内毒素は、歯の周りから血流に入り込みます。また、マクロファージなどはそれらを取り込んで動脈内壁で血管内壁プラークをつくります。動脈血管内膜のマクロファージは、炎症性サイトカインを放出し、血液中のコレステロールを沈着させて動脈硬化症の原因となります。

ことが報告されています。

そして、歯周病が動脈硬化症のバイオマーカーとなる根拠が積み重ねられてきています。歯科医師は、可能な限り歯周病の情報を循環器の医師に知らせ、場合によっては専門医に頸動脈エコー検査を依頼しながら歯周病の予防・治療に取り組むべきです。

歯周医学（ペリオドンタル・メディスン）をさらに発展させながら、口腔慢性感染症を循環障害の引き金にさせないことが大切です。歯周病を予防・治療してテロ集団になる歯周病原菌を蔓延らせないことが歯科界の役割となっています。

DENTAL

第9章

サイレント疾患の糖尿病と歯周病の関係

PLAQUE

狐狸庵先生で親しまれた遠藤周作が、1990年文芸春秋社の『花時計』のなかで医師と歯科医師の違いについて書いたエピソードを紹介します。「糖尿病になると眼にくる、また歯の病気になる。ところが、眼科医は医者で歯科医は別扱い。口の病気は、いろんな疾患に関わる。将来は、歯科医は眼科医とおなじく正当な意味での医者であるべきだ。」そのことを知らなかったと書いています。糖尿病はあらゆる全身の病気に関係する疾患であることを、如実に実感したからであろう。

メタボリック・シンドロームとして捉えられる肥満と糖尿病、そして歯周病は、ともに生活習慣が関わっています。そして、お互いに炎症反応を介して深い関係があります。歯周病が進めば糖尿病を悪化させてしまうこと、歯周病を治療すれば糖尿病の改善がみられることなどについて最新情報を紹介します。

CHAPTER-NINE

DENTAL PLAQUE

歯周病、肥満、糖尿病の密接な関係

人類史上最大の感染症である歯周病は、増え続ける肥満と糖尿病とは、密接な関係にあります。肥満には、遺伝的要因、運動不足、ストレスの有無、ホルモンバランス、腸内細菌フローラの内毒素が関わっていますが、血液中のコレステロールが大きく影響しています。

コレステロールと中性脂肪は、細胞膜、ホルモン、胆汁酸などをつくる大事な成分です。一般にコレステロールの値が高いというと、血液中の総コレステロールをさします。血液中総コレステロールは、中性脂肪の量と相関しています。

血液中のコレステロールは、たんぱく質と複合体を形成してリポたんぱく質として存在しています。コレステロールには、悪玉コレステロールと善玉コレステロールがあります。悪玉コレステロールは、豚のラードのようにどろどろした低比重（密度）リポたんぱく質LDLです。一方、善玉コレステロールは、高比重リポたんぱく質のHDLです。

血液中の総コレステロール値は、130-219 mg/dlが基準値となっています。また、中性脂肪の基準値は、30-149 mg/dlです。これらの数値が基準値よりも高い状態が続く場合は、肥満、糖尿病、動脈硬化、高血圧、心臓疾患の引き金になります。

血液中の悪玉コレステロールは、体の隅々までコレステロールを運ぶため肥満をもたらします。また、血液の悪玉コレステロールが増加すると、その一部は血管壁に付着します。すると、その悪玉コレステロールを除去しようとマクロファージや顆粒白血球が集まって、どろどろのお粥状のアテローム状物質となって、動脈硬化症や高血圧の原因になります。コレステロールを含む肉類や乳製品などを多く食べると血液中の悪玉コレステロール値を上昇させることになります。

一方、善玉コレステロールは、体の隅々の余分なコレステロールを肝臓に運ぶため動脈硬化予防につながるもので、基準値は40-85 mg/dlです。日本動脈硬化学会の動脈硬化性疾患診療ガイドラインでは、善玉コレステロールが40 mg/dl以上としています。善玉コレステロールは、青魚、オリーブやエゴマなどのオイル、クルミやアーモンドのナッツなどに多く含まれています。

悪玉コレステロールと善玉コレステロールの比率の基準値は、2以下となっており、割合が高いほど動脈硬化が進行しているとされています。

脂肪細胞はエネルギーの貯蔵庫としてのはたらきをしているだけではありません。脂肪細胞は、いろいろな生理活性物質をつくっていることが分かっています。その一つがアディポカインです。脂肪の「アディポ」と細胞間の情報伝達に使われる「サイトカイン」を結びつけたのがアディポカインで、脂肪細胞がつくる活性物質の総称です。

細菌や内毒素を取り込んだマクロファージは、脂肪細胞からのアディポカイン産生を誘導することで中性脂肪を沈着させます。無菌的に飼育したマウスに高脂肪食を与えても肥満にならないが、腸内のグラム陰性細菌や内毒素を注射した場合にはじめて肥満がみられたという論文があります。また、マウスの皮下に歯周病原菌の内毒素を打ち込むと、肝臓細胞に脂肪沈着が増加したという発表もあります。さらに、臨床研究から腸内フローラで悪玉菌が優勢になっている人達には、肥満が多いことが明らかにされています。

腸内細菌フローラでの内毒素をつくる悪玉菌の増加、そして歯周病原菌の産生する内毒素は、肥満さらには2型糖尿病などのメタボリック・シンドロームと深く関わっていることを示すデータが蓄積されてきました。

現在長崎大学の齋藤俊行教授らは、歯周病が肥満に関係するという調査研究を、ニューイングラン

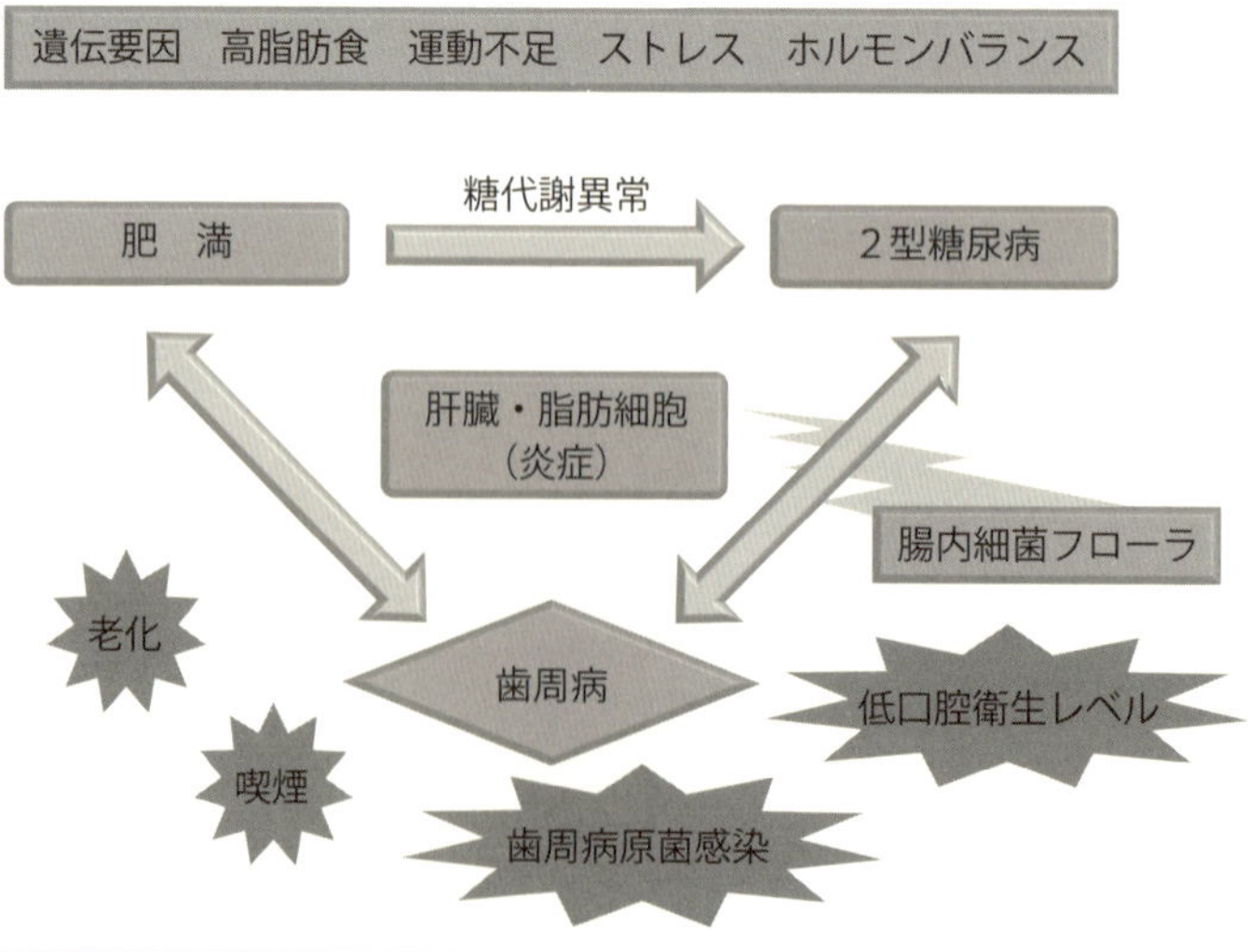

Fig-26　歯周病は、肥満と糖尿病のメタボリック・シンドロームと密接な関係にあることが確実になっています。歯周病原菌の内毒素などは、肝臓や脂肪細胞でつくられる炎症性物質などを介して関わることによって、肥満と２型糖尿病を誘発してしまいます。そして、糖尿病は歯周病を誘発し悪化させてしまいます。

ド・ジャーナル・オブ・メディスンに発表しています。肥満には、腸内細菌フローラだけでなく歯周病原菌とその産生内毒素が関わることが明らかにされています。そして、肥満は歯周病のリスクを高めていることも分かってきました。肥満解消には適切なダイエットと運動は欠かせませんが、歯周病の予防や早期発見と早期治療を怠ってはいけないことも示されています。

DENTAL PLAQUE

糖尿病患者の増加と増大する医療費

糖尿病は、すい臓のインスリンをつくる細胞が破壊されインスリンの量が絶対的に足りなくなる1型と、メタボリック・シンドロームとして捉えられる「生活習慣病としての糖尿病」の2型に分けられています。糖尿病は、感染症が原因で一時的に起こるものや妊娠時にみられることもあります。

糖尿病1型は、糖尿病全体の5％程度です。こどもにもみられ、常にインスリンの注射をしなければなりません。インスリンを補充すれば、元気に生活ができます。1型糖尿病でありながらプロ野球のエースもいましたし、インスリンの注射を受けながら現役でバリバリにやっているアスリートもいます。

過去には、1型糖尿病の治療にウシやブタのすい臓から取り出したインスリンが使われていました。動物から取り出したインスリンは、ヒトのインスリンとは少し異なっているたんぱく質であるために、アレルギーが引き起こされることがありました。現在は、ヒトのインスリン遺伝子を酵母に組み込んでヒト型インスリンをつくっています。わたしの釣り友が、腰の周りに付けたポンプ注射器でインスリンを補給しながら生き生きと生活できるのも、遺伝子組み換え技術の恩恵といえます。

日本人の糖尿病の95％を占めるサイレントキラー疾患2型糖尿病の原因として、真っ先にあげられるのは食べ過ぎ飲み過ぎです。第二次世界大戦直後の食べ物が満足になかった時代、糖尿病患者は日本人の1％以下でした。2013年度の調査では、男性が16・2％、女性が9・2％で糖尿病患者は合計で950万人に達しています。さらに、糖尿病の予備軍1,100万人と推定されています。

日本人の肥満者は3・4％で、アメリカ人の34％の10分1です。ところが、糖尿病患者の割合は、驚くことに日本人のほうが高く、日本人は糖尿病になりやすいことが分かっています。そのため、肥満に関わる血液中の総コレステロールの正常値は130から219㎎／d*l*でアメリカ人の3分2と低くなっています。肥満が2型糖尿病を誘発するわけですから、まず肥満を抑えようとするためです。

現在、日本人の2型糖尿病の進行に伴って起きる網膜症による失明は年間3,500人を超え、糖尿病腎症による人工透析が必要になる患者は毎年約12,000人になっています。

糖尿病患者の寿命は、平均寿命に比べて10歳以上も短くなっています。その原因は、糖尿病が引き金となった心筋梗塞、脳卒中、腎不全などです。さらに、糖尿病で足を切断せざるを得ない患者では、ＱＯＬが低くなってしまい、要介護度が高くなってしまいます。

現在、糖尿病合併症を含んだ糖尿病の医療費は、他の疾患と比べて群を抜いて伸び続けています。糖尿病に対する総合的な対策を講じることは、医療経済を考えるうえで国家的急務となり、歯科界の取り組みもさらに要求されます。

悪の巣窟となる歯周ポケット

糖尿病患者は代表的な易感染性宿主であるため、病原性の弱い細菌やウイルス、カビの仲間による日和見感染症になってしまいます。糖尿病によって歯周組織の代謝に破綻が生じて歯周病原菌の感染が拡大し、歯周組織が急激に破壊されてしまいます。

歯周病の進行に伴って歯周ポケットがつくられて、歯肉内縁上皮の総面積は手のひらほどにもなってしまいます。歯肉の細胞同士の結合も失われてしまうため、歯周ポケット内細菌や内毒素は歯肉内縁上皮を通り抜けて、簡単に血流に入り込みます。歯周病原菌の巣窟となる歯周ポケットをなくする治療と、深くさせないセルフコントロールが重要です。

菌体や内毒素を取り込んだマクロファージは、脂肪細胞と共同して炎症を起こすサイトカインをつくります。炎症性サイトカインの TNF-α などは、すい

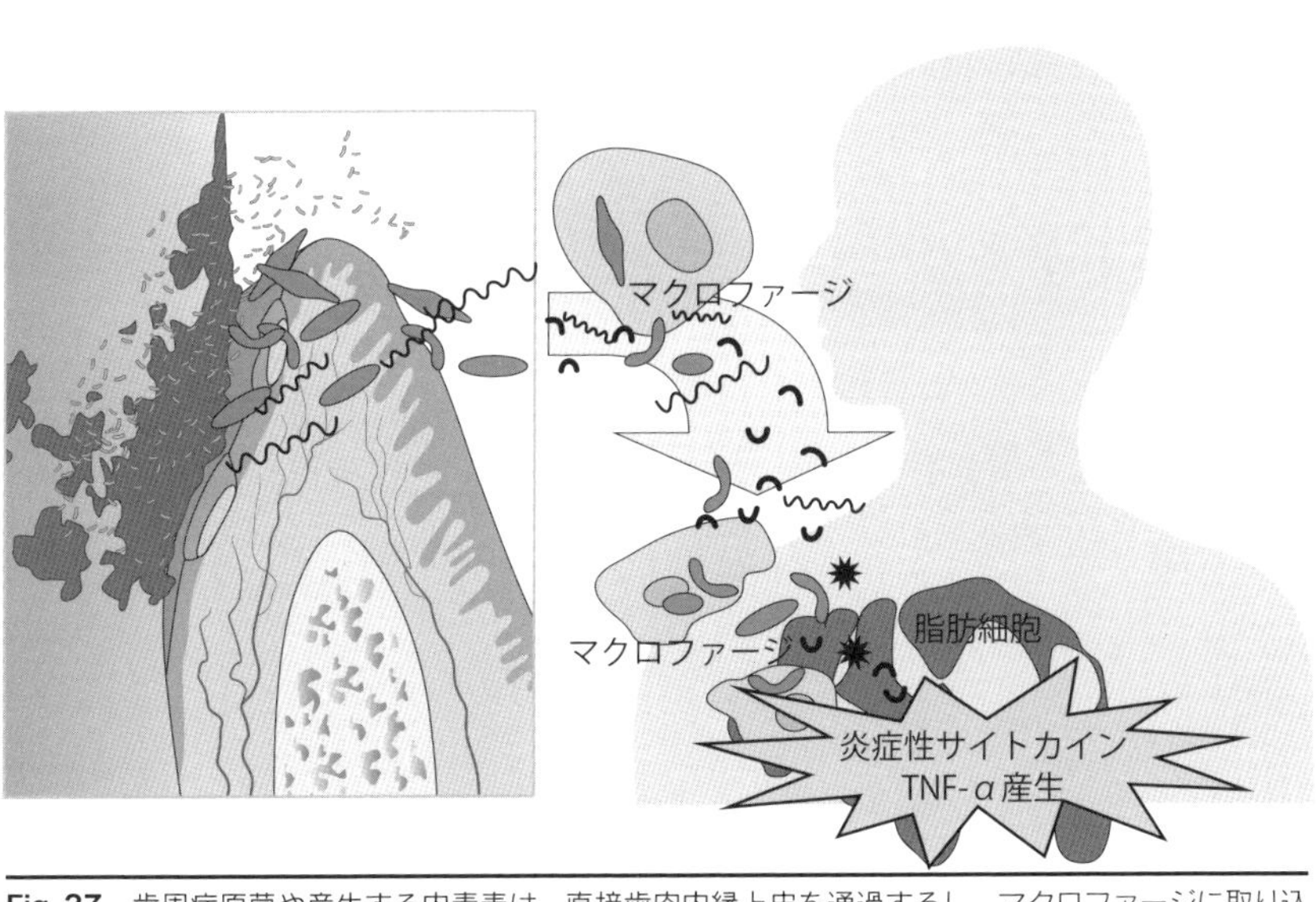

Fig-27　歯周病原菌や産生する内毒素は、直接歯肉内縁上皮を通過するし、マクロファージに取り込まれて血流に入り込みます。脂肪細胞と結びついて炎症性サイトカインの TNF-α を産生します。その結果、インスリンをつくるすい臓が傷害されます。また、炎症性サイトカインは血液中のインスリンのはたらきをじゃまをするため血糖値が上がってしまいます。

臓のβ細胞に炎症を起こすため、インスリンをつくる能力は低下します。また、TNF-αは血液中のインスリンのはたらきを抑えるため血糖値が上がってしまいます。

すい臓のβ細胞はインスリンをつくって血糖値を下げるようにはたらきますが、オーバーワークになってしまい、β細胞は疲労困憊のすえインスリンをつくり続けることができなくなります。

歯周病が進めば、歯周ポケットから入り込んだ内毒素などが脂肪細胞に結びついて炎症を起こし、糖尿病をどんどん悪化させる悪循環に陥ることになってしまいます。

DENTAL PLAQUE

歯周病を治療すると糖尿病は改善する

糖尿病の診断は、血糖値が基準になります。10時間以上食べない空腹時の血液１００ml当たりのブドウ糖の量が１２６mg／dlを超えること、ブドウ糖75gを水に溶かして飲んだ2時間後に血液を採取して測定するいわゆるブドウ糖負荷試験（75gOGTT）で血糖値２００mg／dl以上が糖尿病の診断基準とされています。

高血糖状態が長く続くと、血液中の余分なブドウ糖はヘモグロビンたんぱく質と結びついてしまいます。赤血球のヘモグロビン（Hb）とブドウ糖が結合したものがグリコヘモグロビンです。血液中にブドウ糖が過剰にある場合には、ヘモグロビンと結びついたHbA1cが増えてしまうことになります。HbA1cの量によって血糖値の平均を知ることができます。新しい国際基準値（ＮＧＳＰ値）になり、健康な基準範囲５・６％未満で、要注意は５・６％から６・２％で６・５％以上になると糖尿病と診断されます。

歯周病を治療すれば、糖尿病の状態をあらわすHbA1cに改善がみられることは、世界各国で報告されてきました。歯周病の治療によって歯周病原細菌や産生毒素量が減少し、結果として炎症性サイトカインの

TNF-α産生量が低下するため、インスリン抵抗性が改善されて、HbA1c値が好転することが証明されました。

日本糖尿病学会は、２０１３年の「科学的根拠に基づく糖尿病診療ガイドライン」に2型糖尿病患者には、歯周病の治療が大切であるとしています。糖尿病患者の歯周病の治療によって血液中のHbA1c値を低下させることができるため、糖尿病患者に歯周病の治療を勧めています。

日本歯周病学会は、２０１４年に糖尿病患者に対する歯周病の治療ガイドラインの改訂版を発行しています。糖尿病患者は歯周病に罹りやすいこと、歯周病の治療が糖尿病の改善になることを評価したうえで、歯周病の治療の具体的なガイドラインを示しています。

糖尿病と歯周病の関係や歯周病の治療が糖尿病の改善になることについて、現在九州大学歯周病学の西村英紀教授らは、全世界に向けて発信し続けています。

西村教授が加わって広島大学、広島県歯科医師会は、広島県医師会糖尿病対策推進会議に参加する多くの病院の協力のもと、歯周病を有している糖尿病患者に歯周病治療を行うことによって血糖値が減少することの証拠を示しています。

超高齢化社会のわが国では、歯周病の予防と治療によって健康長寿基盤を築かなければなりません。

DENTAL

第10章

歯科医療に欠かせない血液検査

PLAQUE

抜歯後に敗血症から多臓器不全で亡くなった患者の遺族が、歯科医師に過失があったとして訴え、その事例を担当した弁護士からわたしが受けた手紙の概要は次のとおりです。

68歳男性患者が自宅近くの歯科医院で、慢性歯周炎の下顎前歯2本を抜歯した2日後に顎下部の疼痛と腫脹などで嚥下障害になりました。その翌日その歯科医院で唾石症と診断を受け、紹介された病院で歯原性感染による顎下部蜂巣炎、敗血症と診断され入院、血液検査で白血球数は22，600／μlでCRPは25.99㎎／dlでした。重篤な呼吸不全での入院1ヶ月後、敗血症ショックによる多臓器不全で死亡しました。抜歯した歯科医師はボルタレン錠を処方したものの、抗生物質の投与はしませんでした。また、抜歯の翌日の受診の指示もしていませんでした。

患者は高血圧で降圧剤を使っていましたが、健康で体力のあった人だったと遺族は主張しています。そのため、遺族は「抜歯後に抗生物質を処方しなかったため敗血症になった」などとして歯科医師に過失があったとして訴訟を起こしました。

この事案について、細菌学の専門家としてのわたしの意見を聞きたいと膨大な資料が送られてきました。抜歯2日後の臨床検査で白血球数は健常人の数倍でした。炎症程度を知るCRP値は健常人で0.3㎎／dl以下で、15㎎／dl以上は重篤で危機的な炎症があるとされていますが、それをはるかに超えた高い値でした。わたしは抜歯によって、敗血症になって白血球とCRP値が増えたか否か、抗生物質を投与すべきであった否かの判断もできませんでした。本事例では、抜歯前の白血球数やCRP値などの臨床データがまったくなかったからです。複数の学会の出しているガイドラインでは、抜歯後の抗生物質の投与を義務づけてないことなどについて、弁護士に報告しました。

高齢者や糖尿病患者など歯科医院で治療を受ける易感染性宿主は増加するばかりです。その他、多様な疾患を抱えた患者も増えています。歯科医院で採血し、臨床検査センターに送れば、その日のうちに結果を知らせてくれます。その、データを把握したうえでの歯科医療は欠かせなくなってきています。

病院だけでなく、歯科医院でも患者の全身状態を知るためにも血液検査をしなければならないと思います。歯周治療をすることによって、CRP 値や HbA1c 値が下がることをデータで示すことによって、健康推進に果たしている歯科医療の重要性を一層明白にさせてくれるはずです。

DENTAL PLAQUE

消化器内科医が歯科受診を勧めるのにはわけがある

京都の山科区にあるラクトクリニック・ラクト検診センターの消化器内科の細田正則先生は、内視鏡検査などで患者さんの口の中を診ることが多いからでしょうか、以前から患者さんの口腔の健康について高い関心をもって「われわれ医師も、積極的にお口の病気の予防や治療に関与すべきではないか」と「日経メディカル」などでも呼びかけています。また、親しい医師や歯科医師と「デンタル-メディカル・ネットワーク」という会を立ち上げ、健康診断や人間ドックで医師が知っておくべき口腔衛生についての知識を高める活動を通して、口腔を含めた消化器系の健康に医科と歯科は、お互いにどんなアプローチができるか意見交換をしています。

口腔は消化器の入り口、消化器内科の医師と歯科医師の連携は不可欠であることを唱えています。

DENTAL PLAQUE

歯周病原菌とピロリ菌の免疫を介した好まざる関係

らせん状で一端に固有の形態の一本の鞭毛をもつピロリ菌（*Helicobacter pylori*）は、胃液に含まれる尿素を分解してアンモニアにすることによって自分の周囲のpHを上げて、酸性の強い胃の中でも棲みつくことができます。びっくりするのは、40歳を超えた日本人の半分以上がピロリ菌に感染していることです。ピロリ菌が感染していても気付かずに生活している人も少なくありませんが、感染は胃潰瘍さらには胃がんのリスク因子です。

胃潰瘍の患者でピロリ菌が感染している場合、抗生物質投与による除菌療法が行われます。うまく除菌できないのは、ピロリ菌が歯周ポケット内に潜伏するからであるといわれたこともありました。しかし、ピロリ菌は口腔内細菌の攻撃を受けるため、口腔細菌フローラの縄張りには入り込めないことを突き止めています。

キャンピロバクター・レクタス（*Campylobacter rectus*）

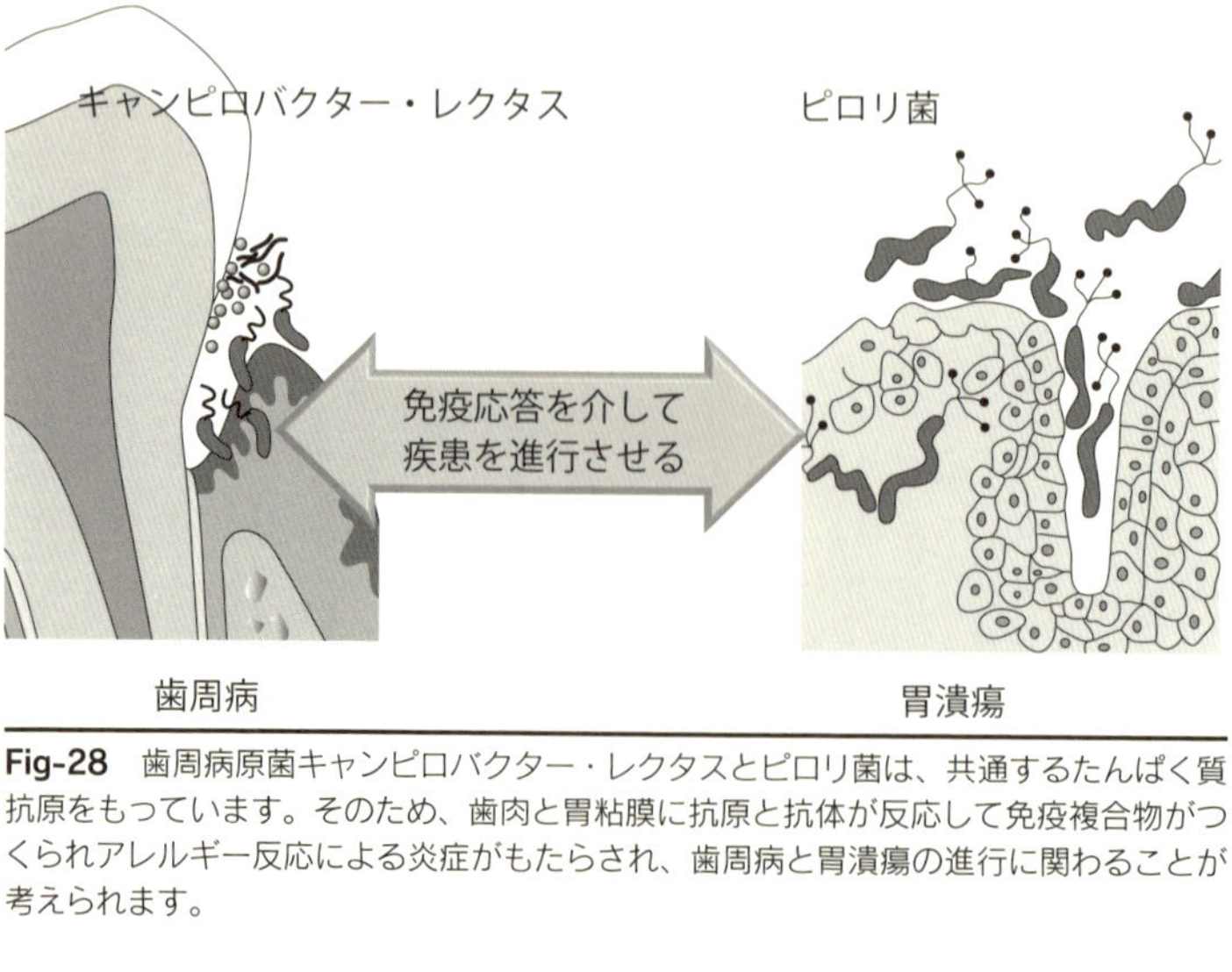

Fig-28 歯周病原菌キャンピロバクター・レクタスとピロリ菌は、共通するたんぱく質抗原をもっています。そのため、歯肉と胃粘膜に抗原と抗体が反応して免疫複合物がつくられアレルギー反応による炎症がもたらされ、歯周病と胃潰瘍の進行に関わることが考えられます。

というグラム陰性菌で運動性のある歯周病原菌は、菌端にピロリ菌とは形の違った一本の鞭毛をもっています。細胞にも侵入することもでき、心冠状動脈内壁プラークからも見つかります。

わたし達は、キャンピロバクター・レクタスは、ピロリ菌と同じたんぱく質抗原をもっていることを見つけています。また、歯周病患者はキャンピロバクター・レクタスとピロリ菌に対する抗体がつくられていることも明らかにしました。

歯周病患者のキャンピロバクター・レクタスとピロリ菌に対する血清IgG抗体と唾液IgA抗体はともに、歯周病のない人達に比べて高くなっていました。

両方の細菌に対する抗体は、歯周ポケットと胃粘膜に感染するそれぞれの細菌に反応するため、抗原と抗体が結びついて免疫複合物をつくってしまいます。この抗原抗体免疫複合物を排除しようとして、白血球が集まってきてアレルギー性の炎症がもたらされると考えられます。その結果、歯周ポケットの内縁上皮と胃粘膜に炎症が起きて歯周病も胃潰瘍も増悪してしまうと考えることができます。

DENTAL PLAQUE

口腔内細菌は免疫を活性化するか

腸管は、大脳を刺激するし、免疫臓器としての大きな役割も果たしています。腸管は、神経系を刺激するホルモンを分泌します。たとえば、毒物を食べると腸管は脳の吐き気中枢を刺激します。また、脳の伝達物質のセロトニンやドーパミンの産生を促しているのが、腸内細菌フローラの善玉菌です。逆に、腸内フローラの悪玉菌は、セロトニンやドーパミンの産生を撹乱します。

大人の腸管粘膜の面積は、約400㎡で皮膚の約百倍です。小腸粘膜には免疫担当細胞が集まるパイエル板というリンパ節がたくさんあります。パイエル板に集まっている細胞群は、病原体が侵入する小腸粘膜で迅速に対応して攻撃してくれます。

また、パイエル板に集まっているＮＫ細胞やリンパ球は、がんになる可能性のある細胞を察知して攻撃してくれます。小腸がんは極めて少ないのに比べ大腸がん多いのは、大腸にパイエル板がないためです。

広い腸管粘膜に病原体が付着しないようにはたらき、毒素を中和してくれているのが、分泌型IgA抗体です。IgA抗体は毎日約４ｇつくられ、血清中の主なIgG抗体の数十倍もの産生量になります。腸内の乳酸菌やビフィズス菌は、IgA産生を促してくれて感染防御に貢献してくれています。

アクネ菌については、第2章で皮膚の常在菌で、にきびや加齢臭の原因であることなどについて述べました。アクネ菌は、免疫機能を刺激することも明らかにされています。アクネ菌は、歯周ポケット内にもよく見つかります。わたし達は、アクネ菌が抗体産生を高めてくれる補強剤として作用することを、明らかにすることができました。

しかしながら、口腔内細菌がわたし達の神経系や免疫系に有用なはたらきをしている可能性は低いと考えています。それどころか、デンタルプラークなどの口腔内細菌は消化器の入り口の健康を害してホルモン系、神経系、免疫系のすべてに常時関わって傷害すると考えています。

DENTAL

第11章

「いつまでも若く美しく」その秘訣は口のケアにある

PLAQUE

女性の若いままで美しくいたいという願望には、男性も惹き付けられます。結婚式で同席できた八千草薫さん、飛行機で隣の座席だった草村礼子さんの気品ある美しさに圧倒され、その時の胸の高鳴りは消えていません。彼女達は、女性のアンチエイジングのお手本であると感じています。

宝田恭子さんは、以前から宝田式メソッドでＮＨＫや徹子の部屋などの出演だけでなく、自分でできる健美づくりとしてＮＨＫ出版の『口元エクササイズ』、主婦の友社の『ねこ背を直せば顔まで若返る』や『老けない作法』などたくさんの本を書いています。斬新でありながらだれでも、いつでも、どこでもできるアンチエイジングについてのリーダーで、アンチエイジング歯科学会でも活躍しています。彼女との共同研究で、アロマセラピーに使うエッセンシャル・オイルには、ミュータンス菌や歯周病原菌の増殖を抑えてくれるはたらきがあることなどを発表してきました。

女性に圧倒的に多いのが骨粗鬆症です。リウマチ関節炎など自己免疫疾患も、女性に多い疾患です。この章では、それらの病気にも関わる歯周病原菌について解説します。

歯周病原菌は安産をじゃまする

DENTAL PLAQUE

デンタルプラーク細菌には、女性ホルモンをビタミンにして数を増して病原性を発揮する嫌気性細菌も棲みついています。妊娠すると胎盤でホルモンがつくられ、血流から歯肉溝液にも入り込みます。そうすると、胎盤ホルモンのエストロゲンなどをビタミンとするプレボテラ・インターメディア（*Prevotella intermedia*）が歯周局所に爆発的に増えてきます。この菌の内毒素などは、歯肉に炎症を起こし、歯肉から出血させます。すると、血液成分を栄養源とするさまざまな歯周病原菌が増加してしまいます。

妊娠時に増えるプレボテラ・インターメディアなどの歯周病原菌がつくる内毒素は、歯周組織から血流に入り込んでいきます。子宮に達すると、子宮の平滑筋を収縮させるプロスタグランジンが蓄積されて、陣痛が促されて、早産や低体重児出産の原因になってしまいます。

歯周病がある妊婦の早産の割合は、歯周病のない妊婦に比べて、2・27倍です。そして、低体重児出産の割合は4・03倍と高くなっています。

さらに驚くべきことですが、切迫早産妊婦の羊水中にポルフィロモナス・ジンジバリスが見つかっています。歯周病原菌は、生まれてくるこどもにさえ、悪玉細菌として悪影響を与えています。

東京医科歯科大学の和泉雄一教授は、「妊娠トラブル対策は歯周病の予防・治療から」を唱えています。妊娠する前から

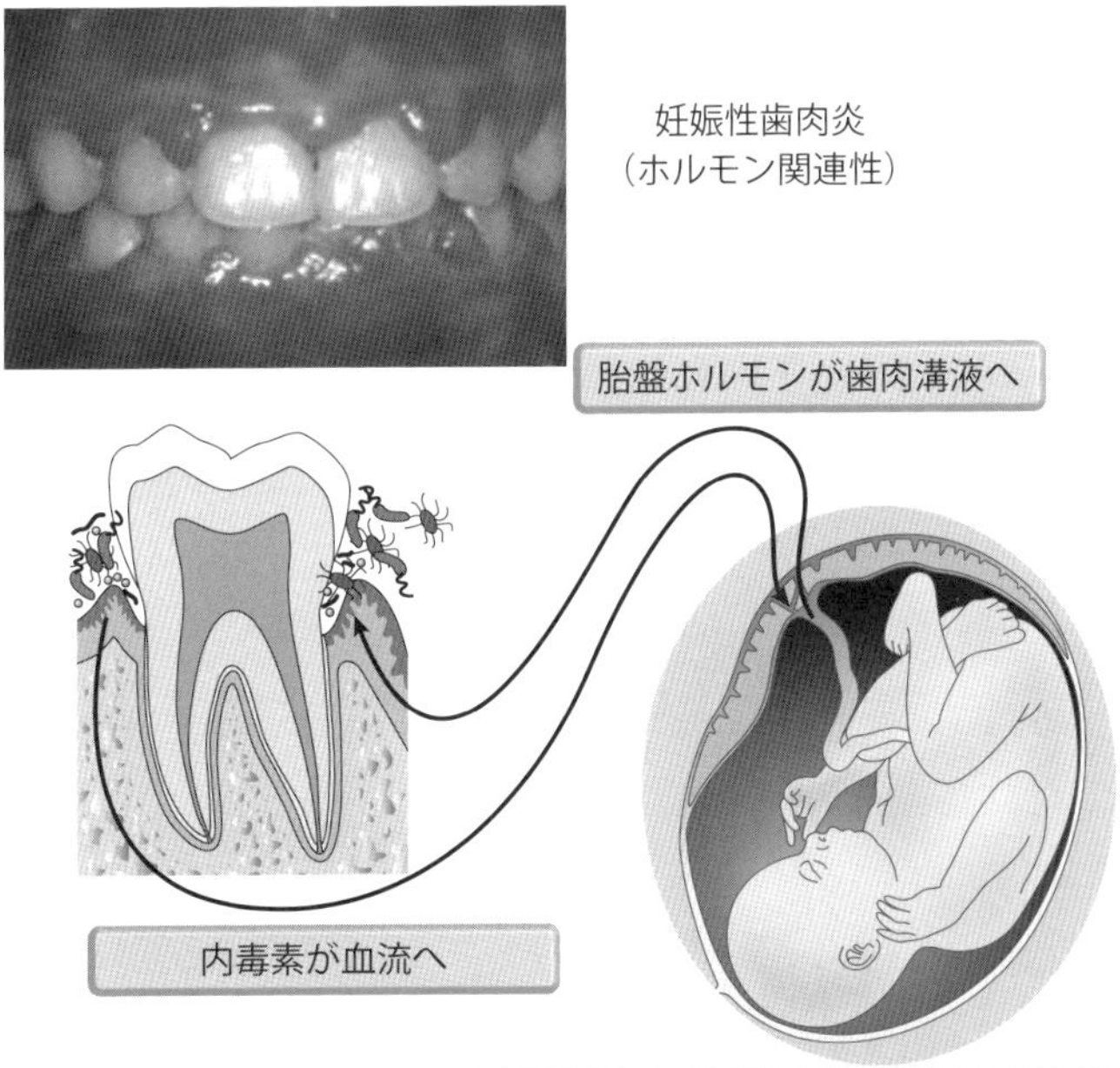

Fig-29 妊娠すると、母親になるべくエストロゲンなどのホルモン産生が活発になります。血流中から歯肉溝液に流れ込むとエストロゲンをビタミンとするプレボテラ・インターメディアが増加するため、浮腫性の出血しやすい歯肉炎を発症させます。他の歯周病原菌の内毒素も加わり血流から胎盤に達すると、プロスタグランジンを産生させて子宮の平滑筋の収縮を起こし、早産・低体重児出産の原因になってしまいます。

も、早産や低体重児出産の予防を意識して、歯科の定期検診を受けて、お口の健康維持に取り組まなければなりません。

関節リウマチのリスクを下げる口腔ケア

女性に多い病気には、「自分の臓器でありながら、自分の臓器ではない」と認識して起きてくる自己免疫疾患があります。自己免疫疾患の関節リウマチや変形性関節炎は、日本では１００万人を超えると推定され、男性に比べ女性が4倍も多い病気です。

女性は自分と自分以外を識別する免疫反応が鈍感といえます。お腹のこどもを自分のものではないと免疫がはたらいて攻撃すると、こどもは生まれてくることができません。また、女性のホルモンバランスは、年齢とともに大きく変化します。それらのことが、自己免疫疾患が女性に多い原因となります。

第1章で紹介したプライスは、関節リウマチ患者の症例を記載していました。歩行さえままならなかった女性の病因が、根尖病巣であること、抜歯して病巣を摘出したら自分で歩けるようになり手足の曲がった指の関節もよくなったと報告しています。さらに、その抜いた歯を、ウサギに埋め込んだら関節炎が起きたことなども多くの写真で発表していました。

福岡市博多区の今井一彰先生は、関節リウマチなどを専門にしています。関節リウマチを治す鍵の一つが口腔内慢性感染症にあるとして、歯周病などの治療の重要性を説いています。わたしが監修して２０１１年にプロクター・アンド・ギャンブル・ジャパン株式会社が発行した『オーラルヘルスと全身の健康』の改訂版に口腔感染症と関節リウマチの章の執筆をお願いしました。女性のリウマチ患者の血液中の炎症のマーカーである

CRP値などは歯周病の治療によって低下することを発表しています。彼は、口腔の健康が健康ライフの入り口であること、むし歯や歯周病はリウマチ・関節炎の原因になり得ることを主張されて、河出書房新社の『健康でいたければ鼻呼吸にしなさい』やコスモの本出版『薬を使わずにリウマチを治す5つのステップ』などの本にもオーラルヘルスの重要性を書いています。

DENTAL PLAQUE

骨をもろくさせる歯周病原菌の内毒素

日本の骨粗鬆症患者は、症状として現れない人達を含めると1、000万人を超えるといわれています。そのうちの800万人以上が女性で、50歳以上の女性の4人に1人が骨粗鬆症あるいは予備軍とされています。

古くなった骨は、破骨細胞で取り除かれ、新しい骨は骨芽細胞でつくられていきます。閉経後に骨量が急に減りはじめるのは、破骨細胞のはたらきが活発になり、骨芽細胞のはたらきが進まないことが原因です。骨量の減少は、閉経後の女性ホルモンのエストロゲン分泌などの低下が大きな原因です。遺伝的背景もありますが、カルシウム摂取不足や運動不足も大きな原因となります。

骨粗鬆症の原因となるものに、腸内フローラの悪玉細菌と歯周病原菌の内毒素があります。

歯周病原菌の内毒素は、歯の周りから直接入り込むし、マクロファージに取り込まれて血流に入り込みTNF-αなどの炎症性サイトカインをつくるため破骨細胞が活性化され、骨芽細胞が傷害されて骨粗鬆症が起きてしまいます。

健康寿命を延ばすという課題はますます大きくなり、歯科界にも多様な役割が求められています。骨粗鬆症などで寝たきりの患者に対しては、大きなマンパワーが必要です。う蝕や歯周病を治療して口腔内細菌を減らす治療によって寝たきり患者をつくらない取り組みが求められています。運動も骨粗鬆症の予防に欠かせません。また、よく噛んで食べることも運動になりますからその支援も、今まで以上に要求されています。

DENTAL PLAQUE

肌荒れと歯周病の関係

あらゆる生物はストレスが加われば、それに順応して生き延びようとします。細菌も、ストレスに反応して新しいたんぱく質をつくります。インフルエンザなどに罹って発熱すると、棲みついている細菌にとっては熱ストレスになり、熱ショックたんぱく質（HSP）をつくります。細菌のつくるHSPは、わたし達にとって新たな抗原となり、抗体が産生されます。

歯周病原菌のHSPに対する抗体は、皮膚で抗原抗体複合物をつくりアレルギー反応をもたらします。わたし達は、掌や踵に起きる掌蹠膿疱症には、歯周病原菌のHSPが関わっていることを証明しました。そして、掌蹠膿疱症患者の歯周病の治療をしたら、掌蹠膿疱症が治癒した症例も報告してきました。

掌や踵さらには関節部の皮膚には、歯科用の金属が原因で起こるアレルギーがみられることも少なくありません。すなわち、歯科用金属が掌蹠膿疱症に関与している場合もあります。当然ながら、歯科医師には歯科用金属アレルギーの有無について調べなければならない役割があります。

DENTAL

第12章

肺炎で死なないための口腔ケア

PLAQUE

CHAPTER-TWELVE

日本人の死亡原因の断然トップは、がんです。二番目が心臓疾患です。そして、三番目が肺炎です。肺炎の多くは、脳血管障害患者、がん患者、要介護者にみられるデンタルプラーク、歯周ポケット内、舌や口蓋さらには咽頭部などの細菌が直接の死をもたらす誤嚥性肺炎です。

１００年以上も前に「肺炎は老人の友」といったのは、カナダ、イギリス、アメリカの大学で教鞭をとり医学教育の基礎を築いたウイリアム・オスラー教授でした。オスラー教授を敬愛され聖路加国際メディカルセンターの日野原重明先生が中心となってオスラーの本を訳されています。大学を卒業した直後に、オスラーの『医の道を求めて』を夢中になって読んだこともありました。

オスラーが若い頃は、「老人の肺炎は老人に死をもたらす特別な敵」と書いていました。原因は、唾液に混入したデンタルプラーク、歯周ポケット内、咽頭部の細菌の誤嚥です。

肺炎は、何処で病原体に感染したかによって、市中肺炎、院内感染、老人ホームなどの医療・介護関連肺炎に分けられています。このような分け方の肺炎の病原体は患者に常在するものでなく感染して発症させる病原体です。病原性の強い肺炎球菌、レジオネラ菌、肺炎マイコプラズマなどの細菌やインフルエンザウイルスなどです。

一方、常在する口腔内細菌による誤嚥性肺炎は何処でも起き、発症率は65歳以上の高齢者に急激に高まることがはっきりしており、老人性肺炎としても捉えられています。

この章では、誤嚥性肺炎予防として口腔内細菌をいかに少なくするかについて解説します。

虎視眈々と命さえ狙う

誤嚥性肺炎病原体

気道粘膜の繊毛が休むことなくはたらいて、上気道に入り込んだ細菌を下気道に流入しないように排除してくれていますし、咳反射などで排除することもできます。しかしながら、年齢を経るに伴ってそれらのはたらきが低下し、知らないうちに下気道に達し、不顕性誤嚥（サイレント・アスピレーション）が起きてしまいます。

要介護高齢者などでは、上気道粘膜で細菌と戦って死滅した白血球が、痰となって咽頭部にいつも溜まってしまいます。それらの患者の痰の吸引を頻繁に行わなければ、不顕性誤嚥によって気管支、肺に入り込んで肺炎を起こしてしまいます。

デンタルプラークなどの口腔内細菌が、末期がん患者や脳血管障害患者にとって肺炎のよる死因になることが多いことを考えると、肺炎は日本人の直接の死因のトップともいえます。

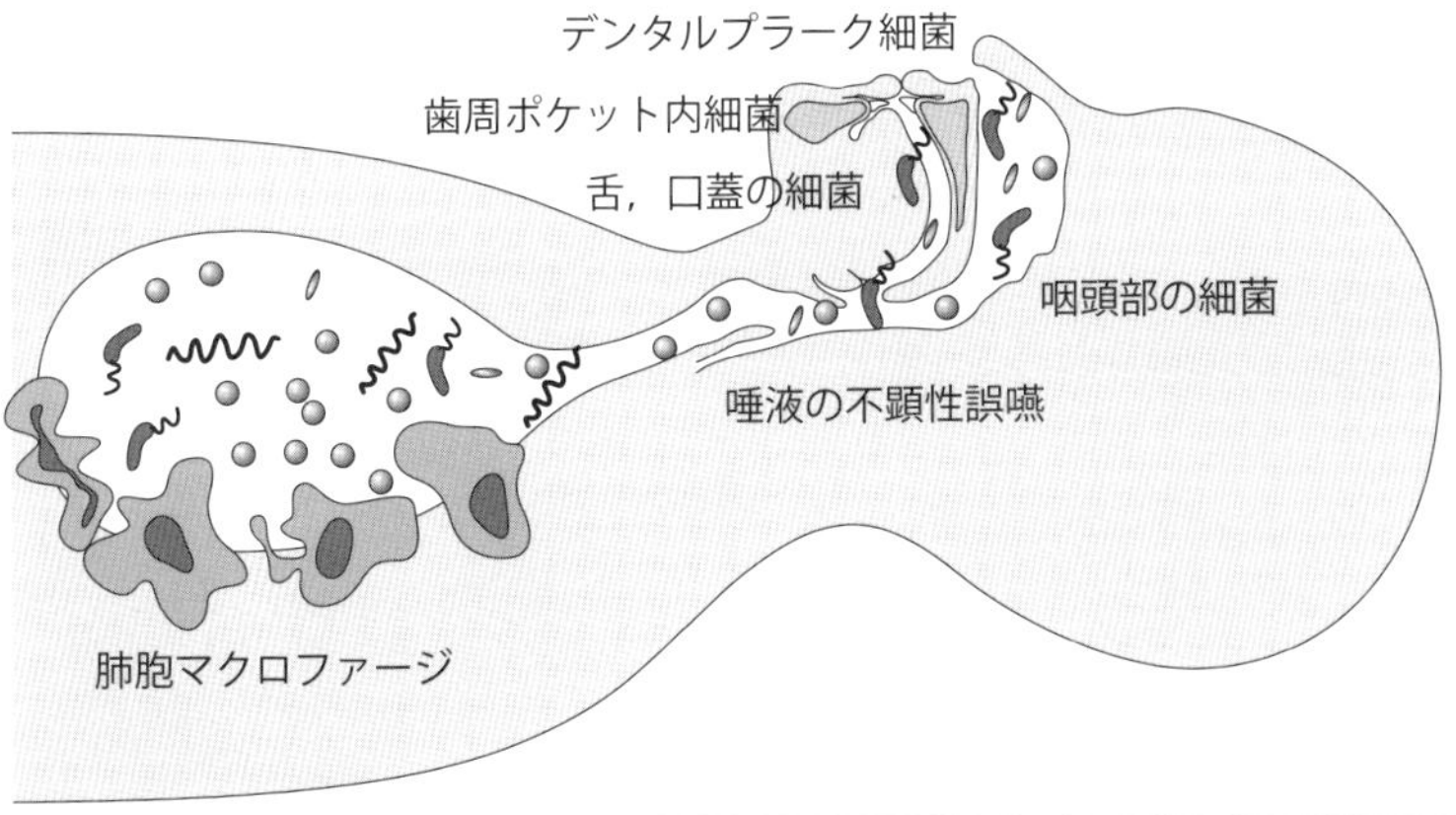

Fig-30 要介護者などでは、就眠中に唾液に混入したデンタルプラーク、歯周ポケット内、舌面、口蓋、咽頭部の細菌が気づかないうちに気道に運ばれてしまいます。肺胞マクロファージなどは、侵入した細菌を食い殺そうとしますが、複数の菌種が数多く入り込んでくるとその役割を果たすことできなくなって肺炎になってしまいます。

DENTAL PLAQUE

細菌による肺炎の予防ワクチンは限られる

肺炎の病原微生物には、肺炎球菌、インフルエンザ菌、レジオネラ菌、肺炎マイコプラズマ、インフルエンザウイルス、パラインフルエンザウイルス、アデノウイルスなどさまざまなものがあり、それらの限られた肺炎の病原体に対する感染予防ワクチンがあります。しかし、誤嚥性肺炎は口腔内に常在する複数の嫌気性細菌群の混合感染であるため、予防ワクチンはありません。

感染に対する抵抗力の弱くなった高齢者や新生児に重篤な肺炎を起こすのが肺炎球菌で、わが国の65歳以上の市中肺炎の約30％を占めています。

肺炎球菌は多糖体で包まれた莢膜の違いで約80種類もの仲間がいます。そのうち多糖体の大きな莢膜で覆われている種類は、白血球に抵抗性で病原性が強いグループです。現在、肺炎を起こす頻度の高い23種類の莢膜多糖体を含むワクチンと13種類の莢膜多糖体を含む2種類のワクチンがあります。

獲得免疫は、たんぱく質抗原に対して起きてきますが、多糖体抗原に対してはなかなか起きてきません。たとえば、破傷風菌やジフテリア菌の外毒素をホルマリンで処理したトキソイドワクチンのたんぱく質抗原接種は、高い防御性抗体の産生を誘導します。一方、リポ多糖（LPS）からなる内毒素の多糖体抗原に対しては、抗体産生はなかなか起きてきません。

肺炎球菌の莢膜多糖体ワクチンは、抗体産生を高めるアジュバントという免疫賦活剤と一緒に注射しないと感染防御抗体はつくられません。アジュバントは、炎症を引き起こして免疫担当細胞をワクチン接種部位に集める目的にも使うものです。そのため、肺炎球菌23種類の莢膜多糖体ワクチンにアジュバントが加えてあります。上腕へ接種すると、炎症が起きて4～5日間は腕が上がらないほど腫れることがあります。

薬による思わぬ害となるものは副作用といわれるのに対して、ワクチン接種による害となるものは副反応と区別していわれます。肺炎球菌ワクチンは、上腕のワクチン接種後、腫れることはありますが、副反応で重篤な症状に陥ってしまうことがないとされ、65歳を過ぎれば5年に一回のワクチン接種が勧められています。

一方、肺炎球菌13種類の莢膜多糖体のワクチンは新生児に接種されています。

インフルエンザ菌は、インフルエンザに罹った患者の咽頭部から見つかったことからインフルエンザ病原細菌であるとして命名されました。鼻腔や咽頭に常在するインフルエンザ菌は、こどもの肺炎の病原菌になることがあります。インフルエンザ菌の感染予防ワクチンの主な目的は、こどもの細菌性髄膜炎を予防するためです。インフルエンザ菌のb型で、一般にはヒブ（Hib）ワクチンといわれるもので、新生児に接種すれば高い割合で細菌性髄膜炎を予防できるとされています。

唾液に混入する複数の細菌による混合感染である誤嚥性肺炎をワクチンで予防するという戦略はありません。

DENTAL PLAQUE

神出鬼没のカビの仲間を喰わせるな

カビの仲間の真菌はあらゆる環境に棲息していますが、酸素がないと増殖できない微生物です。歯周ポケットは、酸素が1％以下ですから嫌気性細菌の棲む世界で、真菌は入り込めません。また、デンタルプラーク細菌集団は、真菌がその縄張りに入ってこないように攻撃しています。

歯周病の原因はカンジダ・アルビカンス（*Candida albicans*）であるとして、真菌に効くミコナゾール（商品名フロリード）などのジェルを口腔内に含ませるという歯周病の治療法を勧めるグループがありますが、日本歯周病学会などからの推奨はありません。本書で歯周病原菌としているものには、真菌は含みません。

細菌に効く抗生物質は、カンジダに効果を示しません。細菌感染症の治療に抗生物質を投与し続けると、多くの細菌が減少してカンジダの発育を抑える作用が低下するため、カンジダの増殖が活発になります。このような、正常細菌フローラの破綻状況は、菌交代現象といわれます。カンジダ症には、抗生物質の副作用によってもたらされる菌交代症も少なくありません。

真菌は、細菌に比べて数十倍の大きさで、酵母の形になったり、糸状になったりします。マクロファージは、大きな真菌細胞を貪食することができず、細胞内で消化して真菌がインベーダーであることを認識できません。そのため、感染防御にはたらく獲得免疫は起きてきません。

真菌と戦ってくれるのは、ＮＫ細胞などの自然免疫系の細胞です。老化に伴ってＮＫ細胞のはたらきの低

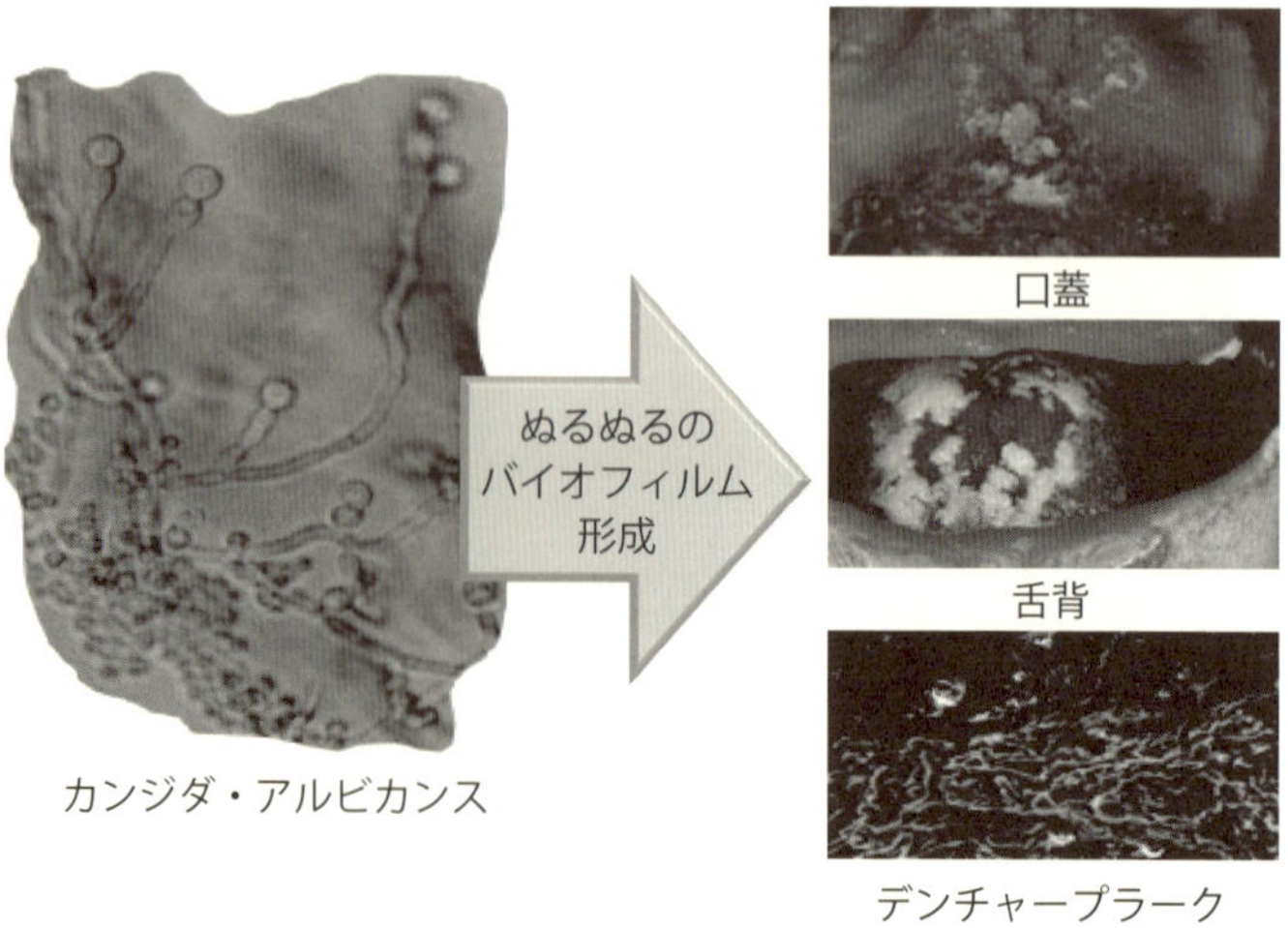

Fig-31 好気性のカンジダ・アルビカンスは高齢化に伴う免疫の低下を狙って出現する日和見病原体です。また、レジンに高い親和性をもって付着してバイオフィルムとなります。デンチャープラークの写真はデンチャープラークに関する研究の第一人者の広島大学二川浩樹教授から送ってもらったものです。

下を虎視眈々と狙っているのは、舌や口蓋などに潜むカンジダ・アルビカンスで、日和見感染症の口腔カンジダ症を起こします。舌面でカンジダが増えると、乳白色や黒っぽい舌苔がつくられます。多くの調査結果は、舌苔が誤嚥性肺炎の原因になることが少なくないことを明らかにしています。

残存歯が多い高齢者ほど、舌にカンジダをはじめ誤嚥性肺炎の原因となるグラム陰性菌群が増加しています。口腔カンジダ症や誤嚥性肺炎の予防のために、高齢者には歯ブラシや舌ブラシで舌や口蓋を清掃する習慣が不可欠になります。

カンジダは、レジンへの強い付着能力があります。清掃の手入れが行き届いていない義歯はぬるぬるしています。付着したカンジダなどが、バイオフィルム集団になっているからです。デンチャープラークは、義歯性潰瘍の原因であるだけでなく誤嚥性肺炎の原因にもなります。

義歯をブラシで磨くと傷ができて、その傷が細菌の温床になるという義歯洗浄剤のコマーシャルがありますが、わたしは、デンタルプラーク同様にデンチャープラークというバイオフィルムは、ブラシなどを使って機械的に取り除くことを優先すべきであると主張し続けています。使いやすい大きなデンチャーブラシを使って清掃したほうが簡単に清掃することができます。デンチャーブラシで清掃後に義歯洗浄剤を使えば、除菌効果が高まります。

DENTAL PLAQUE

誤嚥性肺炎予防はマンパワーに支えられた口腔ケア

肺炎予防に、歯科医療担当者の果たすべき役割が大きいことを世界に発信したのは、わたしが敬愛する米山武義先生です。「口は命の入り口であると同時に、病の入り口でもある」という視点で、特別養護老人ホームなどでも老人の口腔ケアを続けています。東北大学医学部との共同研究で、ランセットなどに、咽頭部を含めた口腔内細菌数を減らすことによって、誤嚥性肺炎を予防できることを発表しています。専門的口腔ケアを受けた老人グループは、肺炎になる割合が減少し、重症化しないことを報告しています。残存歯が多い高齢者では、口腔衛生管理が難しくなっていることについても言及されています。

米山先生は、義歯を使っている老人は肺炎になりにくいだけでなく認知症の進行予防になっていることなども発表しています。そして、多くの研究グループは、義歯を使って食べてもハッピーホルモンのセロトニン分泌が促されることを明らかにしています。したがって、義歯の使用は高齢者のＱＯＬを支え、認知症の予防に繋がるという認識をさらに多くの人達に伝えていかなければなりません。

しかしながら、現在は「義歯が危ない」時代であるともいえます。歯科医学教育のなかでの義歯をつくる実習は減っています。そして、保険で支払われる義歯の点数も低く歯科技工士の収入も少ないことなどから、歯科技工士学校への入学者が減り続けています。高齢化社会を支えていく役割を担う歯科技工士の養成を怠ってしまうと、わが国の健康寿命を延ばすという目標を根底から揺るがしかねないことになります。

特別養護老人ホームなどの要介護高齢者は、認知症を含むさまざまな基礎疾患があり、口腔の健康維持は容易ではありません。義歯などで口腔機能のリハビリテーションを支える歯科技工士を含めて、歯科界の役割はますます大きくなっています。

DENTAL PLAQUE

口腔ケアで集中治療室患者の命を救う

集中治療室（ICU）、心冠疾患集中治療室（CCU）、脳卒中集中治療室（SCU）の患者は、唾液などを誤嚥してしまいます。また、さまざまなチューブを気管に入れている患者では、チューブにつくられたさまざまな細菌のバイオフィルム集団が気管支や肺に入り込み、人工呼吸器関連性肺炎（VAP）を起こします。VAPは重篤になり、入院期間が延び、命が奪われてしまうことも少なくありません。したがって、ICU、CCU、SCUの患者には、可能な限りチューブの装着期間を短くし、歯ブラシ、歯間ブラシ、抗菌剤をひたしたガーゼやスポンジで歯や舌さらには粘膜を拭きとるなどして、口腔内細菌数を減らす口腔ケアが必要になります。

大きな手術の際も人工呼吸器を装着することがあります。わたし達は、手術前に機械的清掃に加えてポビドンヨード液を使うことによって、VAPの原因になる肺炎球菌、ブドウ球菌、インフルエンザ菌を減少させておけば、術後の一週間はそれらの細菌数が少なくできることを発表しています。咽頭部を含む口腔内に棲みつく細菌は、あらゆる部位でバイオフィルム集団になってしまうテロ軍団であることを救急医療現場などで認知されています。そして、救急医療で歯科医師だけでなく歯科衛生士の果たすべき口腔ケアの役割も大きいはずです。現場ではその口腔ケア業務に当たる人材の育成が要求されています。

DENTAL

第13章

インフルエンザウイルスのサポーターは口腔内に潜んでいる

PLAQUE

CHAPTER-THIRTEEN

高病原性新型インフルエンザウイルスは、感染すると死亡率が60％を超える人類が経験したことのない殺人ウイルスです。岡田晴恵博士は、その高病原性新型インフルエンザウイルス「H５N１」が日本に上陸するというシナリオを基にした本を幻冬舎文庫から出しています。H５N１新型インフルエンザウイルスの世界的大流行発生の危機を知らせる目的で書かれたものです。２００７年４月には、インドネシアでH５N１型インフルエンザウイルスがニワトリからヒトに感染し、１０２名のうち81人の命を奪ったことなどを紹介しています。アメリカ、カナダ、イギリスは、インフルエンザ予防ワクチンを備蓄するなどさまざまな対策を講じているのに対して、日本の対策は稚拙としかいいようがないと厳しい論調で書かれています。

この章では、インフルエンザウイルスの特徴、インフルエンザウイルス予防ワクチンに期待できるかなどについて述べてから、デンタルプラーク細菌や咽頭部の細菌などがインフルエンザウイルスのサポーターになることについて解説します。

DENTAL PLAQUE

ウイルスは標的細胞に寄生するパラサイト

ウイルスはラテン語で毒を意味します、ウイルスが感染してその毒に冒されるためと考えたからです。わずか8個の遺伝子を包み込んだインフルエンザウイルスは、細菌の10分の1程度の小さな粒子です。

ヒトに感染するインフルエンザウイルスは、A型とB型です。A型インフルエンザウイルスは、トリやブタなどにも感染して変異し続けています。B型インフルエンザウイルスは、ヒトにのみインフルエンザを発症させます。B型には、山形系統とビクトリア系統の2種類がありますが変異はしません。

細菌は、わたし達の細胞にある遺伝子の10分の1にあたる約3、０００の遺伝子をもっており、栄養源があり発育条件が整えば、それらの遺伝子がはたらいて仲間をどんどん増やすことができます。一方、ウイルスは、わずかな遺伝子しかもっていません。ウイルスが仲間を増やすためには、標的とする細胞に吸着して入り込み、その細胞のもっているたんぱく質合成系とエネルギー系を拝借しなければなりません。すなわち、ウイルスは自分が吸着して入り込むことができる生きた細胞内でのみ仲間を増やすことができる偏性寄生性のパラサイトです。

多くのウイルスは、標的とする臓器や細胞が決まっています。肝炎ウイルスは肝臓細胞に吸着して入り込み、仲間を増やします。エイズ病原体のHIVは免疫反応を担うヒトのヘルパーT細胞を標的にしています。季節型インフルエンザウイルスは、上気道粘膜細胞を標的としています。

細胞に侵入する鍵と脱出する鋏をもつインフルエンザウイルス

インフルエンザウイルスは上気道粘膜細胞に吸着して入り込むために使うのがウイルス粒子の表面にあるたんぱく質のＨＡ突起です。赤血球にインフルエンザウイルスを混ぜると、ウイルスが赤血球に吸着して赤血球同士を結びつけるようになり、赤血球凝集（hemagglutination）が起きます。この赤血球を凝集するウイルス粒子の表層たんぱく質がＨＡ突起です。ＨＡ突起は、スパイクということもありますが、吸着した細胞内に入り込むための鍵としての役割を果たしています。

インフルエンザウイルス粒子は、遺伝子を放り込んで細胞のエネルギー合成系とたんぱく質合成系を拝借して仲間を増やしますが、ウイルス粒子でいっぱいになった細胞から出て次の細胞に入り込まなければ、さらにウイルス粒子を増やすことができません。いっぱいになった細胞から出るために使うのが細胞膜のノイラミン酸成分を切断するノイラミニダーゼ（neuraminidase）酵素たんぱく質のＮＡ突起です。

ＨＡ突起もＮＡ突起もたんぱく質です。インフルエンザウイルスに感染すれば、それらのたんぱく質に対しては抗体がつくられます。抗体をつくらせるものが抗原ですから、ＨＡ突起、ＮＡ突起はそれぞれＨＡ抗原、ＮＡ抗原でもあるわけです。

DENTAL PLAQUE

変身し続けるインフルエンザウイルスの襲来

季節型インフルエンザは、例年12月から3月にかけて短期間に蔓延することがほとんどです。A型インフルエンザウイルスは、ＨＡ突起もＮＡ突起も変化させます。変異したA型インフルエンザウイルスはしばしば大流行（パンデミック）を起こします。

１９１８年から大流行を起こしたA型のスペインインフルエンザウイルスは、ＨＡ突起とＮＡ突起がそれぞれ１型という組み合わせのＨ１Ｎ１型です。このＨ１Ｎ１型のウイルスの流行が約40年間続きました。次いで、１９５７年にはＨ２Ｎ２型のアジア型といわれるインフルエンザの流行がはじまって11年間続き、

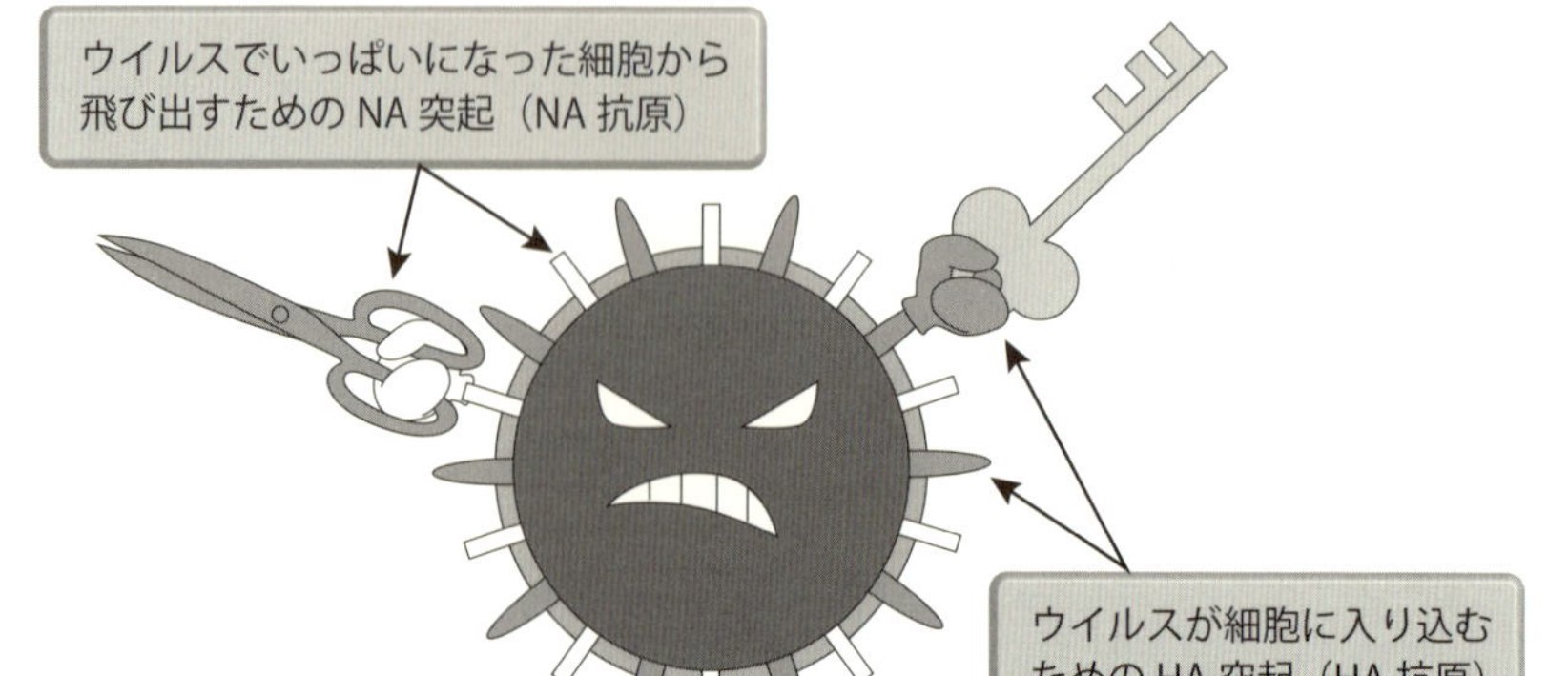

Fig-32 インフルエンザウイルスは、標的細胞に入り込むための鍵となるＨＡ突起とウイルス粒子でいっぱいになった細胞から飛び出すための鋏となるＮＡ突起をもっています。

１９６８年からＨ３Ｎ２型の香港型が流行しました。そして、１９７７年からにスペインインフルエンザと同じＨ１Ｎ１型のソ連型が流行しています。

現在は、Ａ型のＨ３Ｎ２型とＨ１Ｎ１型およびＢ型のインフルエンザウイルスが世界中で流行し続けています。また、ＨＡ抗原とＮＡ抗原は、大きな変異でなくても小さな変異も頻繁に起こしています。

季節型のインフルエンザウイルスは、上気道粘膜細胞を標的として吸着して入り込み、細胞で仲間を増やしている間に発熱が起きて抗体がつくられるためウイルスは駆逐されます。一方、高病原性Ｈ５Ｎ１新型インフルエンザウイルスは、上気道粘膜細胞だけでなく肺、腸管粘膜、肝臓などの細胞も標的として入り込みます。そのため、抗体がつくられる間もなく、多くの臓器が傷害され多臓器不全が起きるため、高い死亡率になるわけです。

第一次世界大戦中のスペインインフルエンザＨ１Ｎ１型が世界中に蔓延するまでには、数ヶ月かかっていました。高病原性のＨ５Ｎ１型は、今までニワトリからヒトに感染しているだけです。その高病原性Ｈ５Ｎ１型インフルエンザウイルスがヒトからヒトに感染できるように変異する可能性があります。そうなれば、一週間のうちに世界中に蔓延するといわれています。

DENTAL PLAQUE

「予防に勝る治療なし」はワクチンのこと

人類史上、最も怖れられてきたウイルス感染症である天然痘は、２５０年前にイギリスの田舎の開業医エドワード・ジェンナーが用いたワクチンによって撲滅されました。世界保健機関（ＷＨＯ）は、１９８０年に天然痘は地球上から消滅したと発表しています。

ジェンナーは、牛痘に罹った人は天然痘には罹ることはないという牛乳搾りの農婦からの話を聞いたのをヒントに、牛痘の病巣の浸出液を使ってワクチンをつくり、少年に接種して天然痘に罹らないことを確かめました。ちなみに、ワクチンという用語は、ウシの天然痘である牛痘（vaccinia）のことです。「予防に勝る治療法はなし」は、ジェンナーの天然痘ワクチンからいわれ続けているものです。

急性灰白髄炎病原体のポリオウイルスは、１９５０年代まで世界中で猛威を振るっていました。わたしは、終戦直後にポリオウイルスに感染して発病し、後遺症による右足などの麻痺で苦しんできました。ＷＨＯは、ポリオウイルス感染予防ワクチンのお陰でポリオも多くの先進国で根絶したと１９８０年に発表しています。

ウイルスを殺して感染能力を失わせるせることを不活化といいます。それをワクチンとして使うのが不活化ワクチンです、それに対して、病原性の弱いウイルスを生きたままで使うものは生ワクチンです。また、ウイルス粒子の表層に存在するたんぱく質だけを取り出して使うのが成分ワクチンです。

DENTAL PLAQUE

インフルエンザ予防ワクチンはいつも頼りになるわけではない

変異をしないウイルスには、ほとんどの人は二度罹ることはありません。ポリオ、麻疹、急性耳下腺炎、水疱瘡、日本脳炎、B型肝炎などの感染予防ワクチンは、それらのウイルスが変異しないため、終生の感染予防免疫を成立させることができます。

季節型のインフルエンザウイルスA型に感染すると、数日の間にそのウイルスを排除する免疫がはたらいてくれて治癒します。ところが、そのあとに異なるA型のウイルスが入り込めば、免疫がないためにそのA型のインフルエンザウイルスに感染してしまいます。

世界中で流行し続けているのは、A型のH1N1型とH3N2型およびB型の山形系統かビクトリア系統のウイルスです。日本では、A型のH1N1型とH3H2型に加えてB型の山形系統かビクトリア系統のいずれかの3価の不活化予防ワクチンを製造していました。2015年からA型のH1N1型とH3N2型にB型の山形系統とビクトリア系統の両方を混ぜた4価ワクチンが製造されて接種されています。

インフルエンザの感染予防ワクチンの製造には、ニワトリの受精卵が使われます。受精卵で増殖させたウイルス粒子だけを取り出してワクチンを製造しています。製造過程で卵のたんぱく質を100%取り除くことができないため、ワクチン接種による卵アレルギーが起きてしまうこともあります。卵アレルギーのある場合、その症状を軽減させる薬剤を準備するなど、万全の対策をしたうえで、予防接種を行なわなければなりません。インフルエンザの不活化ワクチン接種でも、100万人のうちに一人の割合で重篤な副反応があるといわれています。

このインフルエンザ予防不活化ワクチンを健康な成人に接種しても、感染予防免疫が獲得される割合は約70%で、高齢者での割合はさらに低いといわれています。小・中学校ではインフルエンザワクチン集団接種が行われていましたが、卵アレルギーの問題もあることなどから、現在は任意の接種となっています。医療従事者向けに医療機関で実施する際にも、個人の意志による自発的なワクチン接種となっています。

DENTAL PLAQUE

新しいインフルエンザ治療薬の開発に期待するが

インフルエンザウイルスに対する治療薬は、ウイルスのどの病原因子を標的とするかによって分けることができます。

インフルエンザウイルス粒子でいっぱいになった細胞の細胞膜を切断するＮＡ突起のはたらきをじゃまするのがノイラミニダーゼ阻害薬です。ザナミビル（商品名リレンザ）、オセルタミビル（商品名タミフル）などがあります。ノイラミニダーゼ阻害薬には、吸入するものや内服するものなどがあり、インフルエンザを発症48時間以内に使用しなければ効果がありません。ノイラミニダーゼ阻害薬に耐性となったインフルエンザウイルスもすでに見つかっています。

インフルエンザウイルス粒子が細胞から飛び出る際には、ウイルスの表面に存在するＭ２たんぱく質も使います。そのたんぱく質のじゃまをするのがアマンタジンです。

インフルエンザウイルスは、RNAポリメラーゼという遺伝子のコピーをつくる酵素を使ってウイルス粒子をつくります。この、RNAポリメラーゼ酵素のはたらきを阻害するのがファビピラビルです。高病原性インフルエンザウイルスＨ５Ｎ１型を含む

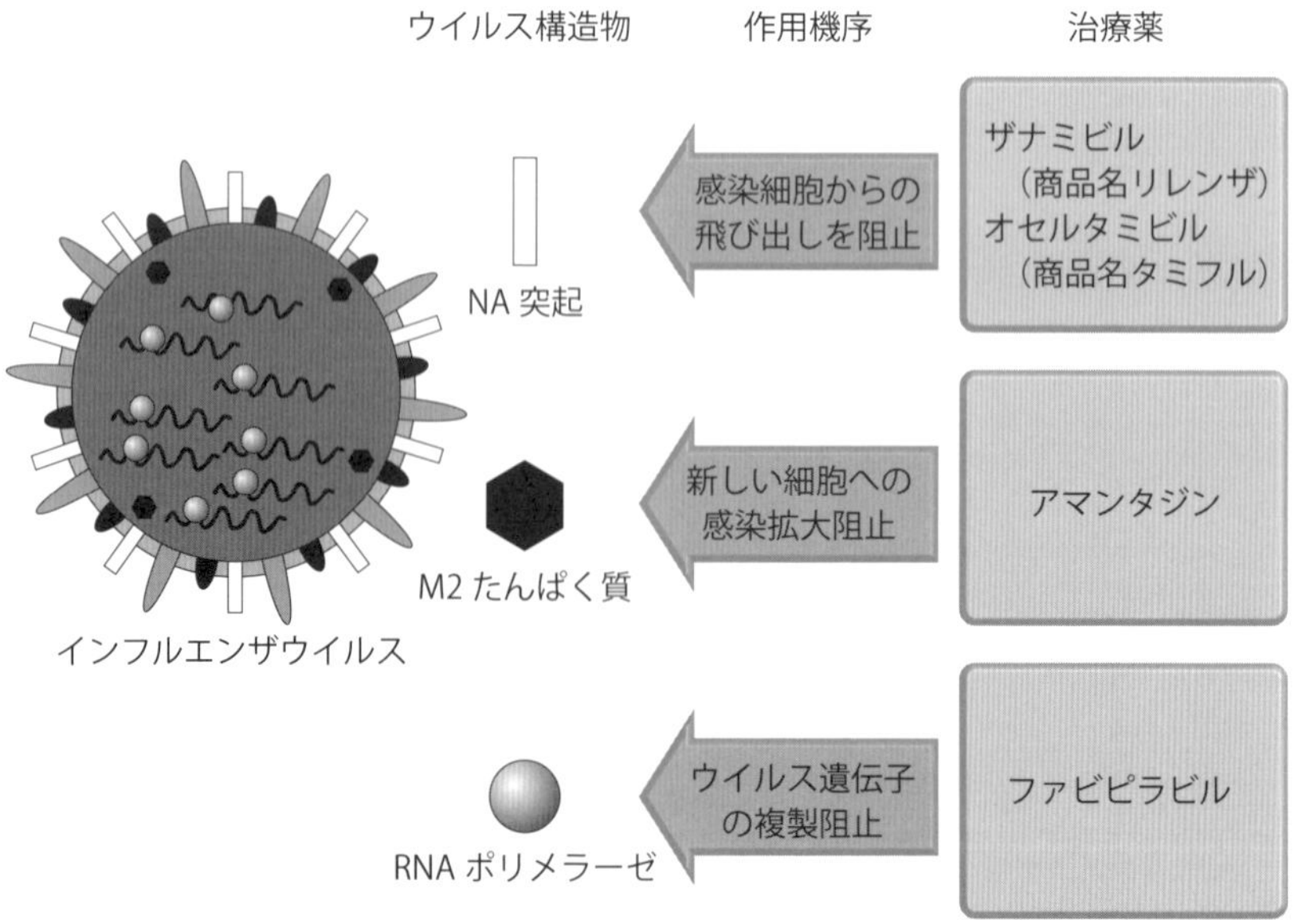

Fig-33　インフルエンザ治療薬は、ウイルスのどのはたらきを阻害するかによって分けることができます。

広範囲なインフルエンザウイルスに有効とされ、パンデミックにそなえた備蓄用のインフルエンザ治療薬とされています。

新型インフルエンザウイルスのヒトからヒトへの大流行に油断できないわけですから、治療薬の新薬開発に叡智を結集して取り組まなければなりません。

DENTAL PLAQUE

口腔内細菌はインフルエンザウイルスの悪友

インフルエンザウイルスをサポートする細菌は、咽頭部を含む口腔内に潜伏しています。デンタルプラーク、歯周ポケット内、咽頭部の細菌は、たんぱく質分解酵素やノイラミニダーゼ酵素などを産生します。

インフルエンザウイルスや風邪ウイルスなどを吸着させてしまうレセプターは、上気道粘膜に数えきれないほどあります。それらの

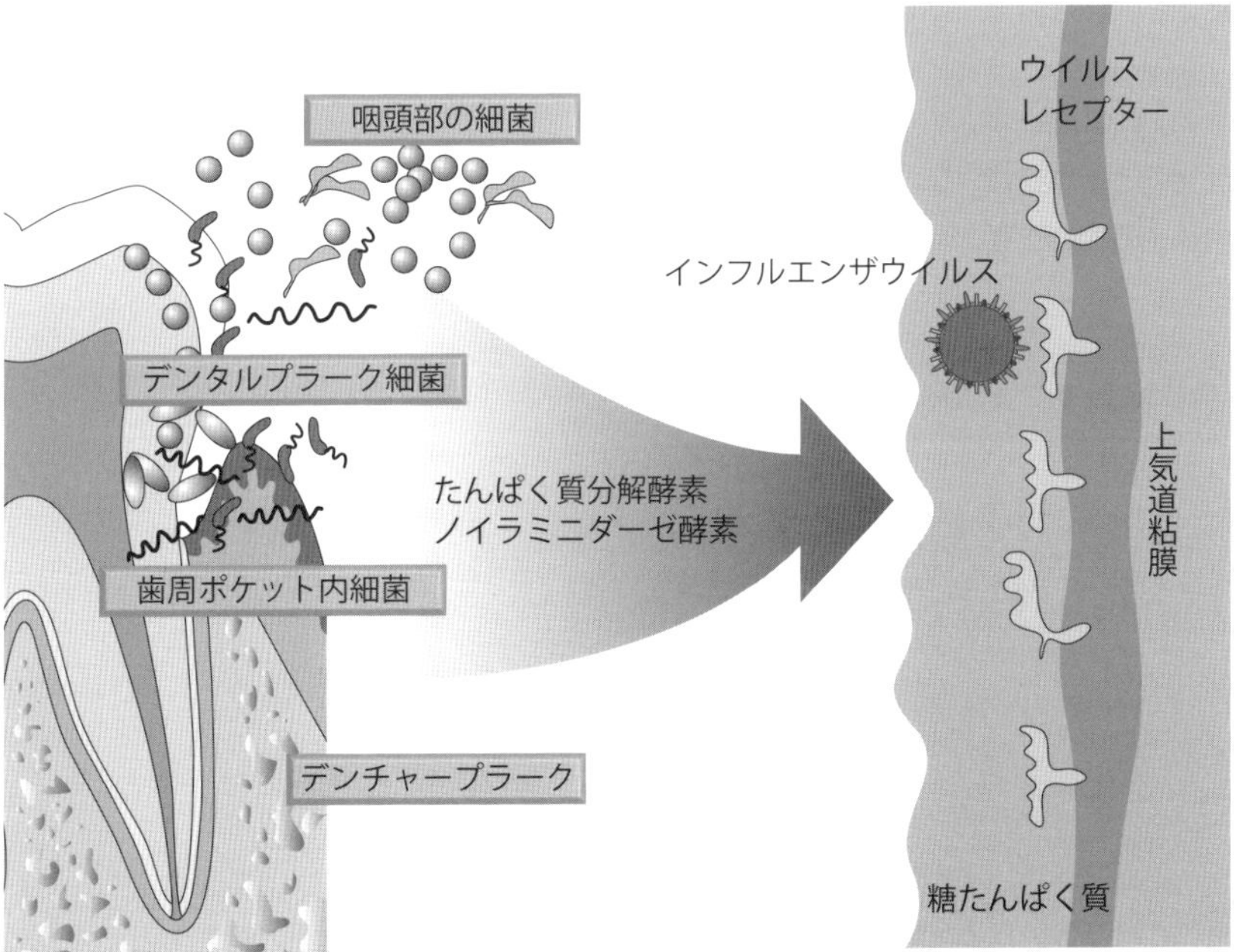

Fig-34 デンタルプラーク、歯周ポケット内、咽頭部の細菌の産生するたんぱく質分解酵素やノイラミニダーゼ酵素は、ウイルスレセプターを覆っている糖たんぱく質を溶かすため、インフルエンザウイルスが吸着しやすくなります。

レセプターは、唾液などの糖たんぱく質で覆われて隠れています。デンタルプラーク、歯周ポケット内、咽頭などの細菌は、たんぱく質分解酵素やノイラミニダーゼ酵素でウイルスレセプターを覆っている糖たんぱく質を溶かしてしまいます。そのため、ウイルスレセプターが丸出しになりウイルスが吸着しやすくなります。

デンタルプラーク、歯周ポケット内、咽頭部の細菌のたんぱく質分解酵素や内毒素は、気道粘膜細胞に傷害を与えしまうため、インフルエンザウイルスの細胞内への侵入を助けてしまいます。また、咽頭粘膜などの細菌が産生するたんぱく質分解酵素は、インフルエンザウイルス粒子の表層を変化させて気道粘膜細胞の細胞質膜に融合させ、ウイルス遺伝子を細胞内に挿入させる作用もあります。

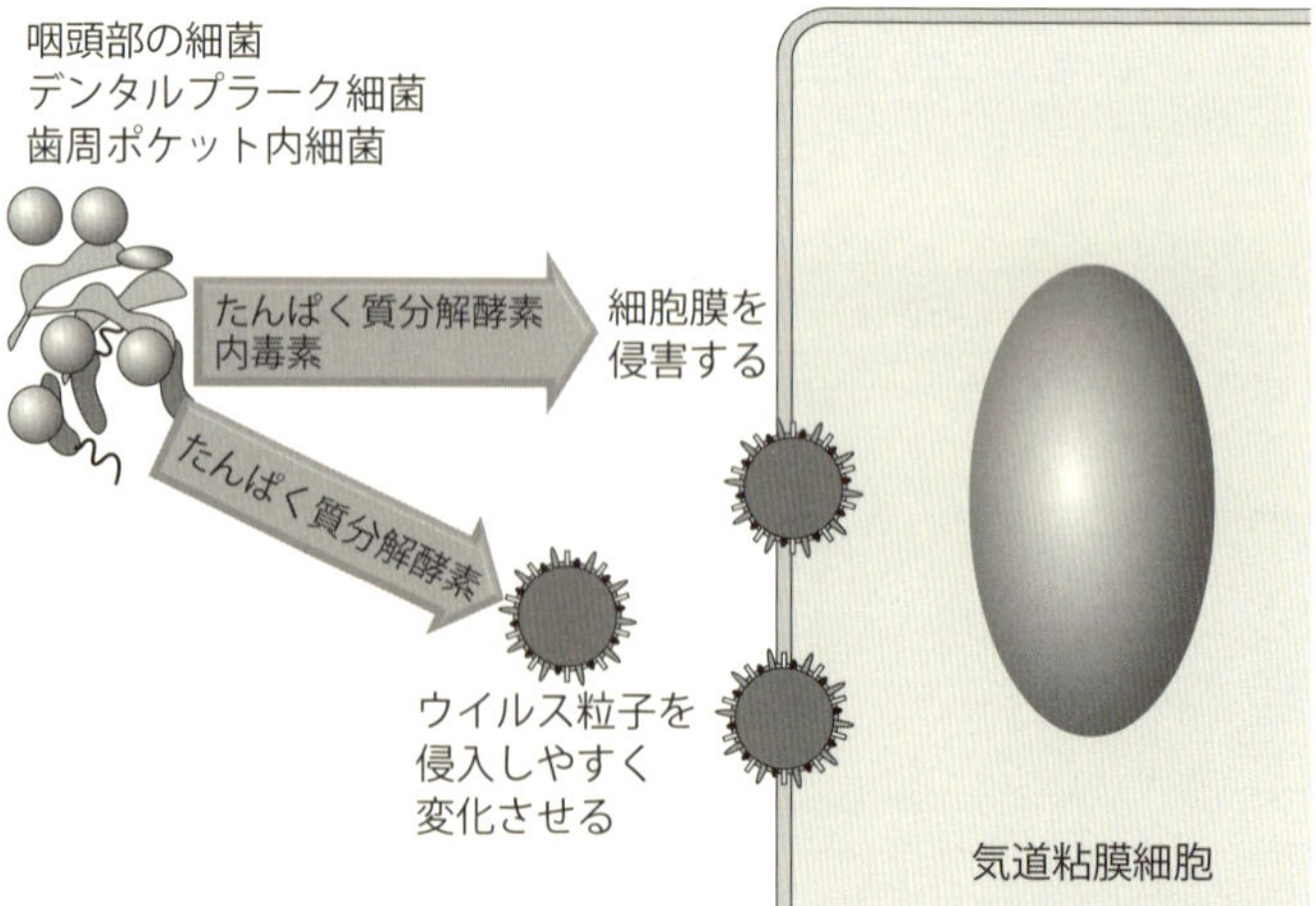

Fig-35 口腔内細菌のたんぱく質分解酵素や内毒素は、気道粘膜細胞に傷害を与えてインフルエンザウイルスを細胞内に侵入させます。咽頭などの細菌の産生するたんぱく質分解酵素は、インフルエンザウイルスを変化させて気道粘膜細胞の細胞質膜と融合させるため、細胞内侵入が容易となってしまいます。

口腔ケアがインフルエンザ予防になった

プライスは、スペインインフルエンザ流行時のアメリカとイギリスの調査結果も報告しています。口腔内に感染症があるグループの72％はインフルエンザに罹り、口腔に病気がないグループで罹患したのは32％であったこと、口腔細菌感染症があったグループの死亡率は、細菌感染のなかったグループの4倍も高かったことなどが報告されています。

インフルエンザが重篤になる患者では、インフルエンザウイルス感染前にすでにさまざまな細菌感染があり、その細菌の二次感染による肺炎が起きてしまうことが多いからです。

わたし達は、歯科衛生士が、デイケアに通う要介護高齢者に週一回の口腔清掃を中心とした口腔ケアを実施し、自分ですべき口腔清掃を指導した効果について評価してきました。そして、歯科衛生士による専門的口腔ケアと自分で行う口腔清掃指導を受けたグループは、インフルエンザに罹る割合が口腔ケアを受けなかったグループに比べ低くなったということを発表してきました。口腔ケアを続けた要介護者の唾液中の細菌数、たんぱく質分解酵素、ノイラミニダーゼは、ともに下がることも明らかにしてきました。

世界保健機関（ＷＨＯ）は、１９９４年に東京で世界保健デーを開催しました。そのメインテーマは「健康ライフは口腔保健から」でした。インフルエンザ予防も日頃からのお口の健康と口腔清掃が大切であることは、「健康ライフは口腔保健から」というテーマに一致するものです。

DENTAL

第14章

抗生物質はバイオフィルムモンスターに太刀打ちできるか

PLAQUE

コロンブス隊は、1492年アメリカ大陸を発見してジャガイモ、トウモロコシ、トマトなどをヨーロッパに持ち帰りましたが、健康破綻をもたらすタバコと梅毒も持ち込んでしまいました。梅毒は、濃厚な接触なしでは感染しませんが、またたく間にヨーロッパ中に蔓延してしまいました。日本には、インド、中国を経由して新大陸発見から20年もしないうちに上陸しました。豊臣秀吉の武将たちは、梅毒で苦しんでいた。それを知った徳川家康は、二代将軍秀忠などに梅毒に感染しないようにアドバイスしていたとのエピソードがあります。

梅毒病原体のらせん状菌のスピロヘータであるトレポネーマ・パリダムは、体に入り込んでも免疫反応を起こしません。そのため、排除されることなく生き続け、神経梅毒、脳梅毒を発症させます。梅毒患者の大脳からトレポネーマ・パリダムが見つかることを明らかになにしたのが野口英世博士です。

いかがわしい梅毒スピロヘータに弾丸を撃ち込んでやろうと取り組んだのは、ドイツのパウル・エールリッヒ博士でした。病原体を駆逐すべく900種類を越える薬物の試験を行っていましたが、梅毒スピロヘータを射止める〝魔法の弾丸〟に値するものはなかなか見つけることができませんでした。ウサギを用いた梅毒モデルでヒ素を使ったサルバルサン606号が有効であることを突き止めたのは、北里柴三郎先生が送り込んだ秦佐八郎博士の助けがあったからです。

エールリッヒは、ノーベル賞を受賞し、学者として高い評価を受けました。そして、仕事の成功には忍耐、能力、研究費、幸運が必要で、その幸運こそ秦佐八郎の助けがあったからこそとして感謝していました。ちなみに、サルバルサンは、助ける salvare と健康 salvus のラテン語を組み合わせて命名されたものです。

1940年代に入り病原細菌を駆逐する抗生物質が、次々に開発されて、細菌感染症によって命を奪われることが激減しました。しかしながら、耐性を獲得した多くの細菌は逆襲に転じています。

抗生物質に対する耐性は、その病原体が初めからもっている自然耐性と、抗生物質に曝されて獲得するものに分けられます。

抗生物質に自然耐性をもっている細菌は、菌体を多糖体の莢膜で包み込んでいるためです。さらに、ぬるぬるしたグリコカリックスの莢膜多糖体で覆われたバイオフィルム細菌集団には、抗生物質が抗菌性を発揮することがほとんどできません。バイオフィルム集団となれば、浮遊菌を死滅させ、増殖を抑える量の数百倍の投与でも効果を示しません。

DENTAL PLAQUE

化学療法剤、抗生物質、抗菌薬の違いについて

ナチス・ドイツ軍が激しくロンドンを空襲していた時、先頭に立って戦っていたイギリスのウィンストン・チャーチル首相は、肺炎で危篤状態に陥っていました。チャーチルはアレキサンダー・フレミング博士の発見したペニシリンを使ったお陰で回復し、強いリーダーシップでドイツ軍に勝利することができました。当時のマスコミは、「世界を救った青カビ」と報じましたが、実際は青カビから抽出したペニシリンでなくサルファ剤が使われました。サルファ剤は、細菌のビタミンの取り込みをじゃまする合成された抗菌剤です。サルファ剤は、ヒ素を組み込んでつくったサルバルサンと同じように化学療法剤に属します。

抗生物質のストレプトマイシンは、全世界で使われて、結核による死亡者を激減させました。ストレプトマイシンを発見したフランツ・ワックスマン博士は、微生物がつくりだすペニシシンなどは、病原細菌を殺菌し、発育を阻害する物質を抗生物質とすると定義しました。抗生物質には、セフェム系、カルバペネム系、アミノグリコシド系、マクロライド系などがあります。バイオフィルム形成を抑制するなどとして歯周病の治療に使

われるアジスロマイシン（商品名ジスロマック）、クラリスロマイシン（商品名クラリス）、ミノサイクリン（商品名ミノマイシン）なども抗生物質です。

執筆中に、2015年のノーベル医学生理学賞に北里大学大村智特別栄誉教授に決まったという嬉しいニュースが飛び込んできました。わたしは、1979年スウェーデンの国費留学生であったため、ストックホルムのコンサートホールでのノーベル賞授与式に参列できました。その時の感動が蘇ってきました。

大村教授が発見されたのは、ゴルフ場で採取した土壌の放線菌がつくりだす抗生物質です。フィラリアなどの線虫の寄生虫を駆逐するイベルメクチンです。線虫によるオンカセルカ症は、感染すると多くが失明する熱帯病です。北里研究所とアメリカのメルク社は、WHOを通じてアフリカや中南米の人達の治療および感染予防にイベルメクチンを無償で提供してきました。そして、イベルメクチンは、毎年7、000万人以上の人達に投与され、感染による失明などから救ってきました。

科学技術の進歩によって、病原微生物に対する抗菌剤を合成することが可能になり、それらは合成抗菌薬といわれます。合成抗菌薬には、キノロン系、ニューキノロン系など緑膿菌感染症に有効なため使用頻度が増えているオフロキサシン（商品名タリビッド）、レボフロキサシン（商品名クラビット）などやメチシリン耐性黄色ブドウ球菌（MRSA）に合剤として使われるサルファ剤も合成抗菌薬です。

抗菌薬は、微生物がつくり出す抗生物質と合成したものを一緒にいうこともあり、化学療法を抗菌薬療法というようになりました。本書では化学療法剤、合成抗菌薬を含めて抗生物質としています。

抗生物質はバイオフィルム細菌集団に入り込めない

DENTAL PLAQUE

遺伝子DNAが読み取られてたんぱく質がつくられるプロセスは、ヒトの細胞も細菌も同じです。抗生物質のマクロライド系といわれるものは、細菌だけのたんぱく質の合成をじゃまするものです。それらのマクロライド系抗生物質には、緑膿菌などのQS-シグナルをじゃましてバイオフィルム集団にさせない作用をもつものがあります。QS-シグナルをじゃまする抗生物質の濃度は、細菌の発育を阻止する濃度（MIC）の100分の1程度と低いものです。高齢者などの緑膿菌肺感染症の患者に対して、QS-シグナルをじゃまするクラリスロマイシンなどの抗生物質が、微量で生涯にわたって投薬されています。緑膿菌が大きなバイオフィルムを形成して急性期の重篤な病態をつくらせない目的で投与されます。

歯周病の治療に組み込まれるアジスロマイシンなどは、歯周病原菌を排除して急性炎症を取り除く治療の一環として投与されますが、デンタルプラークや歯周ポケット内細菌を大きなバイオフィルム集団にさせないようにする目的で使い続けるという戦略はありえません。なぜならば、抗生物質の投与による副作用を避けることはできないし、口腔内にはQS-シグナル分子を使わないでバイオフィルム集団になるものもたくさん存在するからです。

しっぺ返しがある抗生物質使用

DENTAL PLAQUE

テレビドラマで好評だった池井戸潤原作（『オレたち花のバブル組』）の『半沢直樹』の〝倍返し〟では、「やられたらやり返す」は，しっぺ返しと同様に逆襲にあって痛い目にあうという意味で使われていたようです。健康な人がクロストリジウム・デフィシル（*Clostridium difficile*）感染症になる原因に，抗生物質の長期使用があります。投与される抗生物質に感受性のある菌が減少し，クロストリジウム・デフィシルの異常増殖によって起こる誘発性大腸炎です。

クロストリジウム・デフィシル感染症の大腸炎は，すべての年齢層で発症しますが，65歳以上の高齢者での発症が多くみられます。そのため，人工透析の患者の多い病院や老人施設では，感染を防ぐために，施設内の消毒や手洗いの徹底が大切になります。

腸管の免疫システムは，腸内細菌フローラの善玉菌に支えられています。また，腸管でつくられる幸せホルモンともいわれるセロトニンや生き甲斐ホルモンといわれるドーパミンの産生にも大きな影響を与えています。善玉菌を減らし悪玉菌を優勢にさせてしまうような抗生物質の使用は避けなければなりません。適切な抗生物質を選択し，副作用を最低限に抑えることに細心の注意を払わなければなりません。

すでに第4章で述べたニューイングランド・ジャーナル・オブ・メデシンに掲載された「エビデンスに基づくアレルギー疾患予防のための12箇条」のなかでは，やたらと抗生物質を使わないことと書かれています。抗生物質の投与で，Th1細胞群が細菌とのバトルがなくなり，鍛えられなくなって劣勢になり，Th2細胞集団が優勢になってIgE抗体産生が誘導され，アレルギーが起きてしまうためです。

歯周病の治療では，メカニカルな処置で歯石やデンタルバイオフィルム細菌集団を取り除くことが基本になります。抗生物質投与で歯周病の急性症状がなくなったからといって，歯周病の基本的な治療を受けないと，「倍返し」の痛い目にあってしまうことになります。

DENTAL

第15章

抗菌性洗口液でオーラルヘルスからの健康長寿

PLAQUE

三百年以上もの昔、オランダのアントニ・ファン・レーベンフックは、自分でつくった顕微鏡でデンタルプラークを観察して、長い菌を最初に見いだしたことからギリシャ語で「つえ」という意味のバクテリアとしました。また、運動性のある桿菌や球菌などの存在も報告していました。

バクテリアの巣窟である口腔内を、歯ブラシやデンタルフロスなどできれいに取り除くには限界があります。口腔内全体の表面積で25％前後は歯の表面ですが、残りの75％は歯肉、舌面、口蓋、咽頭などの粘膜です。粘膜にへばりつく細菌は、器具を使って簡単に取り除くことができません。

この章では、抗生物質に比べ副作用の少ない抗菌性洗口液のメリットについて解説し、その常用を推奨します。

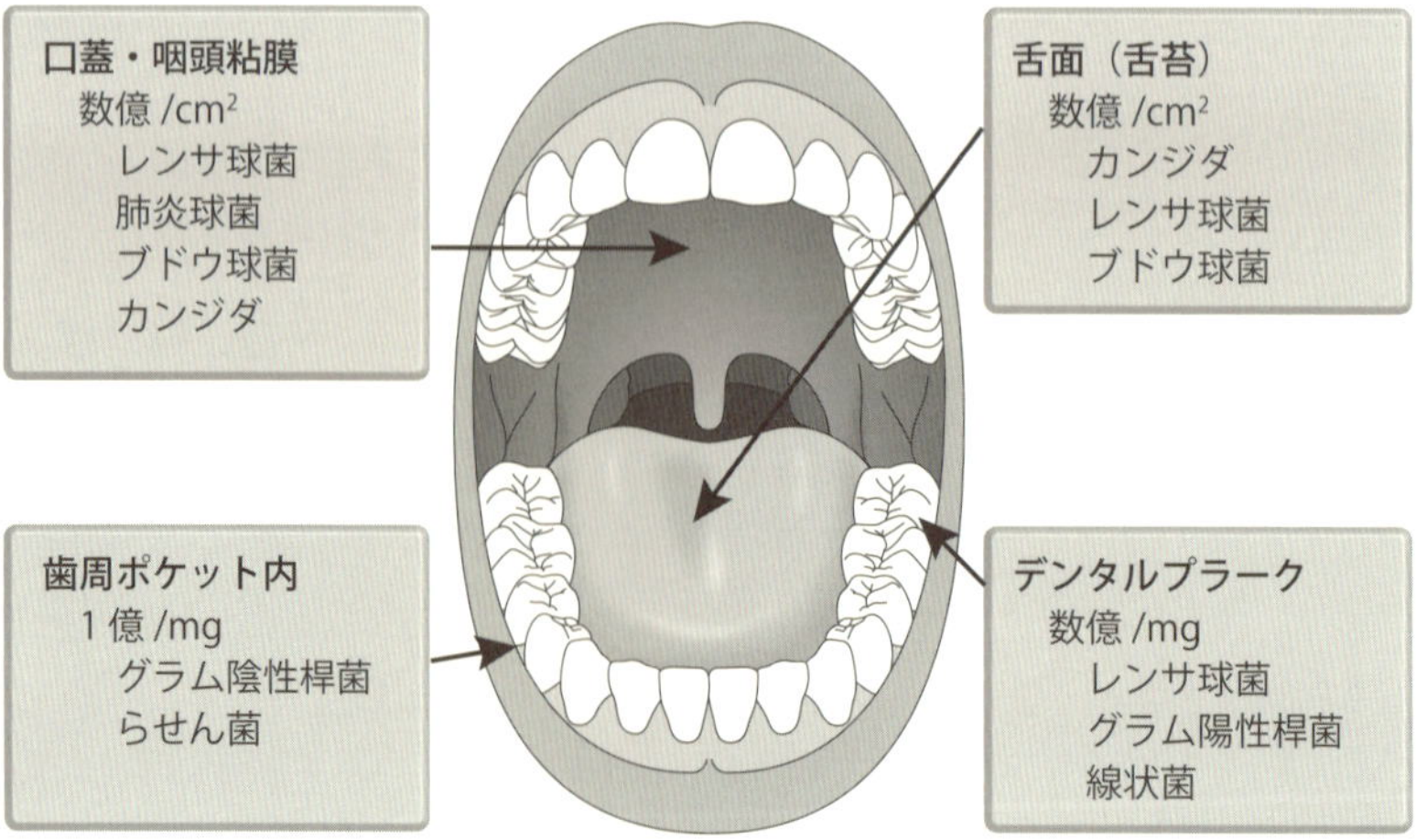

Fig-36 歯肉縁上デンタルプラークには 1 mg 当たり数億、歯周ポケット内の歯肉縁下プラークにも数億の細菌が棲みついています。口蓋や咽頭粘膜、舌面にも 1 cm^2 当たり数億の細菌が棲みついており、器具を使って取り除くには限界があります。

医師の手に暗殺者が宿っていると告発した医師の悲劇

感染症の「化膿する」という現象の暗黒時代に科学の光を当てたのは、ハンガリーの医師イグナッツ・ゼンメルワイスでした。彼は、産褥熱の発症は、助産婦が妊婦の自宅で行う分娩に比べ、病院で医師が行う分娩のほうが10倍も多いことを知り、その原因は「医師の手に付着する目に見えない何か」であることを突き止め、医師がよく手洗いをすれば産褥熱は減らせると主張していました。

ゼンメルワイスが勤務していた病院で、手洗いを徹底した場合の産褥熱による妊婦の死亡率は3％であったものが、彼が去ってからの同じ病院での妊婦の産褥熱による死亡率は30％になってしまったと発表しました。しかしながら、当時の医学会はゼンメルワイスの「妊婦を殺していたのは医師の手である」という主張が脅迫であると判断し、圧力を加えて集団暴行で死に追いやってしまいました。消毒の父といわれるゼンメルワイスは、報われないまま亡くなってしまいましたが、感染予防に一生を捧げた栄光は高く評価されて、いくつもの伝記が出版されています。

イギリスの外科医ジョセフ・リスターは、ゼンメルワイスが「医師の汚染した手によって産褥熱が伝染する」という発表に注目し、傷口や手術部位を消毒することによって化膿しなくなるとの多くの症例を報告しました。そして、外科手術領域や手術用具を消毒することで術後の感染症を予防することができることを発表しました。

抗菌性洗口液のリステリンは、外科手術部位などの消毒法の開発に当たったリスターの名前に由来するものです。

DENTAL PLAQUE

副作用の少ない抗菌性洗口液の使用

バイオフィルム細菌集団は、抗生物質だけでなく消毒薬に対しても抵抗性を示します。界面活性剤などを利用して多糖体のグリコカリックスを溶かしてから抗菌消毒薬を利用するという方法も考えられていますが、デンタルプラークなどのバイオフィルムのぬるぬるの多糖体を破壊することは簡単ではありません。

非イオン性で抗菌性のある洗口液は、ある程度デンタルプラークへの浸透性があり、短い時間での殺菌効果があります。一方、イオン性の抗菌剤はデンタルプラーク表面にくっ付いて細菌を増殖させないように長時間作用する洗口液です。

エッセンシャルオイル（精油）は、花、葉、果皮、樹皮、根、種子、樹脂などから蒸留によって抽出される特有の香りをもつものです。古代から、エッセンシャルオイルは感染症の予防や治療に使われてきました。現在、エッセンシャルオイルは、気分を爽快にさせ、免疫を高めるアロマセラピィーにもさかんに使われています。

リステリン液は、チモール、メントール、シオネールおよびサリチル酸メチルの4種類のエッセンシャルオイルを含有する135年もの長い歴史をもつ抗菌性洗口液です。リステリン液の長期間にわたる使用は、デンタルプラークを減少させ歯周病を予防することが証明されています。ヘルスケアに有用な情報を提供するコクラン共同計画は、リステリンの常用は隣接歯面の細菌数を減少させ、デンタルプラーク指数（PII）と歯肉炎指数（GI）を下げる効果があると評価しています。

リステリン液は、A型インフルエンザウイルスやエイズウイルス（HIV）を30秒間で100％死滅させてしまいます。また、リステリン液での洗口は、インフルエンザウイルスのサポーターになるデンタルプラーク細菌や咽頭部に潜伏する細菌を殺菌してくれるため、インフルエンザの予防手段の一つにもなるはずです。

エッセンシャルオイルは、水には溶けにくいためエタノールで溶解します。現在、エッセンシャルオイルを界面活性剤で溶解したアルコールを含まないリステリン液も発売されています。アルコールを含まないため、お口の乾燥がみられるドライマウスの患者やこどもにも使用することができるようになりました。

トリクロサンは、薬用石けんともいわれる消毒剤です。非イオン性でデンタルプラークに浸透性のある抗菌性洗口液としても使われています。

イソプロピルメチルフェノール（IPMP）は、水に溶けやすい非イオン性の抗菌剤でデンタルプラークへの浸透性が認められ、抗菌性洗口液として使われるようになってきています。

ポビドンヨード液は、すべての病原微生物に有効に作用するうえに粘膜面への刺激性も少ないため、商品名のイソジン液やネオヨジン液として医療現場ではなくてはならない消毒剤です。ポビドンヨード液は、デンタルプラークなどバイオフィルムによく浸

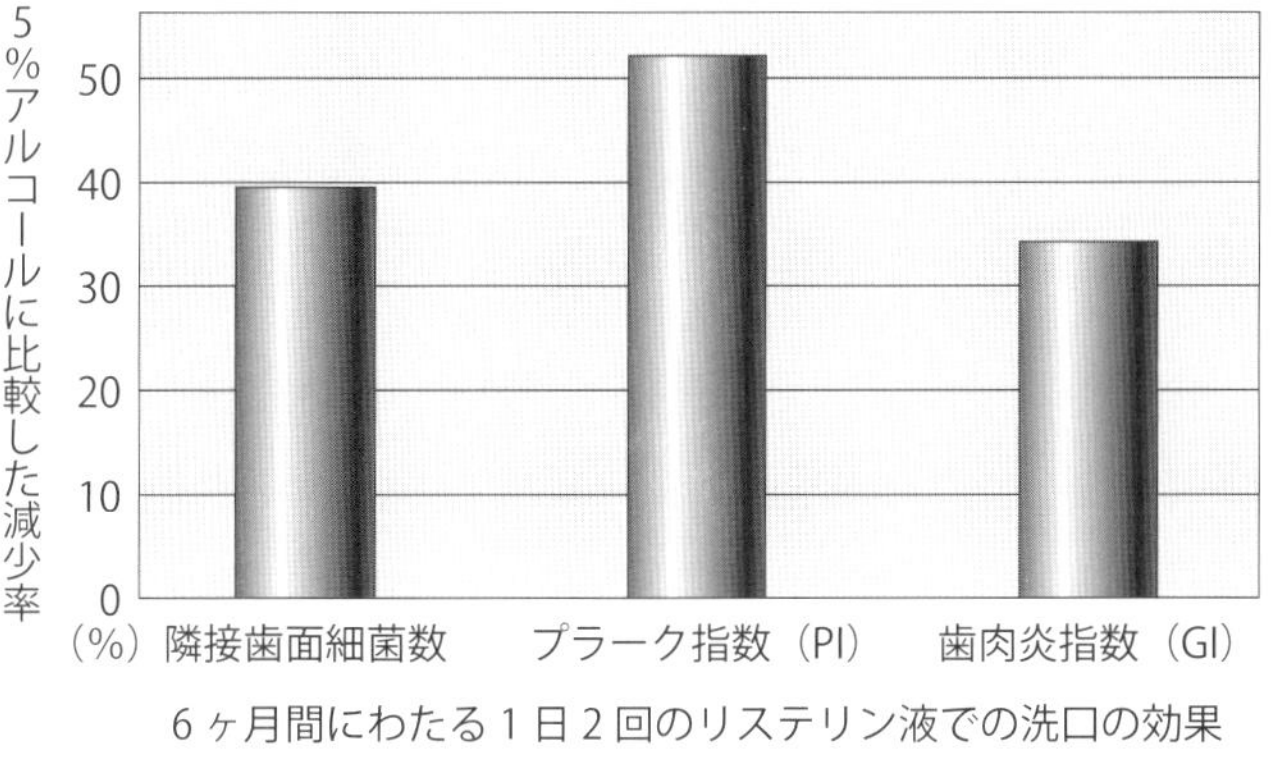

Fig-37 リステリン液での6ヶ月にわたる1日2回の洗口は、隣接歯面細菌数、プラーク指数、歯肉炎指数を有意に減少させることが分かります。

透し、殺菌効果も高いことから、歯科医療現場でも欠くことのできない消毒薬です。しかしながら、独特の臭いがあり、口腔内細菌を減らす目的での常用はほとんどありません。

イオン性の抗菌薬であるクロルヘキシジンは、わが国で膣粘膜の消毒やカテーテルにできるバイオフィルム形成を抑える目的に使われましたが、アナフィラキシーショックによる死亡例が複数報告されたことによってその使用は限定されています。バイオフィルムに浸透性はほとんどありませんが、デンタルプークに付着して細菌増殖を抑えるように作用するものです。しかし、歯にも付着するため歯の汚れをもたらす欠点があます。

塩化セチルピリジニウム（CPC）は、イオン性の抗菌剤でデンタルプラーク浸透性はありませんが、表面に付着して細菌増殖を抑える効果があり多くの洗口液に入っています。

クロルヘキシジンにも塩化セチルピリジニウムにも苦みなどがあり、高い濃度にした洗口液は好まれていません。

DENTAL PLAQUE

抗菌性洗口液による口臭予防

「刑事コロンボ」シリーズに、抗菌性洗口液が手掛かりになったものがあります。男が窓から飛び降り自殺を図ったとされた事件に、ロサンゼルス市警察殺人課コロンボ刑事が駆けつけて気づいたのは、死人の口から漂ったエッセンシャルオイルの香りでした。そして、飛び降りた部屋に口臭予防に使われたリステリン液を見つけました。「自殺する直前に口臭に配慮するはずがない」とのコロンボ刑事の推理で、自殺でなく殺人事件として解決したテレビ映画です。

第7章ですでに述べましたが、口臭の主な原因となっているのは、口腔内バイオフィルム細菌がつくる揮発性脂肪酸や硫化水素などの揮発性硫黄化合物です。口腔内の不衛生、う蝕、歯周病、不衛生な義歯、食物が口腔内に停滞して腐敗することなどさまざまなことが原因です。

易感染性宿主や要介護高齢者などの舌や口蓋粘膜では、カビの仲間が加わりバイオフィルム集団となって口臭をもたらすことが少なくありません。

口臭を治療するために歯周病原菌に作用する抗生物質のメトロニダゾールなどが投与されることもありますが、口腔内感染症の治療や継続した口腔清掃が欠かせません。

多くの病院や老人ホームなどで、口臭をなくする取り組みがなされています。優先されるのは口腔清掃です。施設内で生き生きとしている老人は、口臭予防のため口腔清掃を心掛けています。介護施設で、口臭を減らすことで介護にあたる人達の仕事のやり甲斐が高まることが報告されています。

DENTAL PLAQUE

使い続けて金科玉条

電動歯ブラシで効率よくプラークコントロールすることが普及しています。コクラン共同計画は、回転式のブラウン

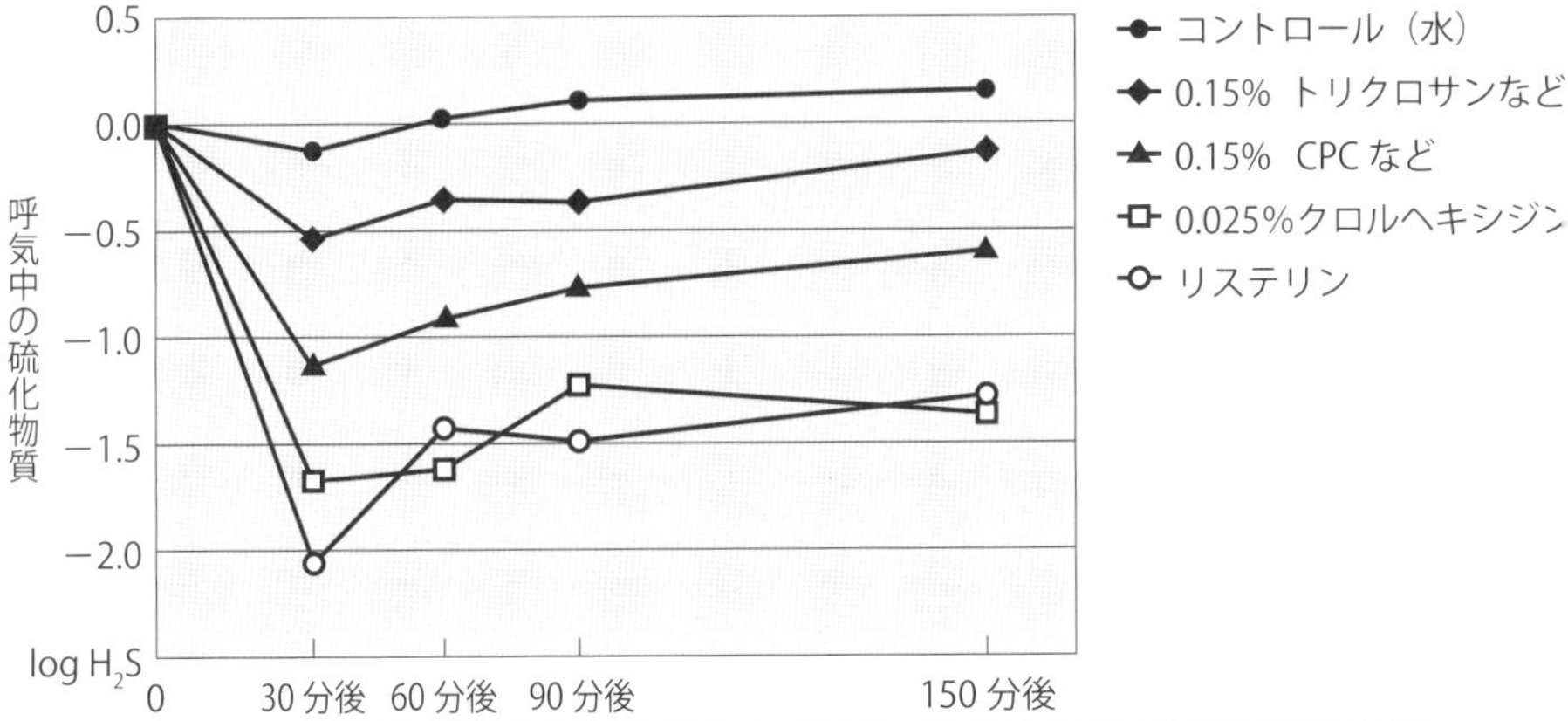

Fig-38 抗菌性洗口液で洗口後の呼気中の硫化物の量的変化。短時間で殺菌効果を発揮するリステリン液は、呼気中の硫化物の量を速やかに減少させています。

Oral-B 電動歯ブラシを使用することによって有効にプラークを減少させ歯肉炎の予防に役立つという高い評価をしていますが、音波式電動歯ブラシへの評価はなされていません。

デンタルプラーク細菌は寝ている間に増えますから、就眠前にも抗菌性洗口液を使うべきです。誤嚥性肺炎の高いリスクがありながら、自分で洗口液でのうがいができない老人などに対しては、就眠前に洗口液を浸したスポンジなどで口腔内を拭うことも行われています。

抗菌性洗口液の選択基準としては、

（1）デンタルプラークのバイオフィルム細菌集団に入り込んで殺菌効果があること

（2）使用に爽快感があること

（3）長期使用による副作用が少ないこと

があげられます。

どのような抗菌性洗口液を選択するにしても、寝る前などの歯磨きの後に、使い続けてこそ金科玉条といえます。

スウェーデンカロリンスカ大学う蝕学のヨーラン・フロステル教授のもとでのミュータンス菌の病原性についての研究が、わたしの海外での最初の取り組みでした。フッ素は、う蝕抵抗性の歯質にすることや歯質の再石灰化をもたらす効果が示されていますが、わたしのカロリンスカ大学での研究の一つは、フッ素がミュータンス菌の酸産生を抑制するというものでした。pHが低い場合には、低濃度のフッ素でもミュータンス菌の酸産生を抑えます。

現在、こどものう蝕予防には、フッ素濃度が500 ppm（0.05%）程度の洗口液が市販されています。また、1.000 ppm 以上の濃度では、ミュータンス菌の酸の産生抑制だけでなく、デンタルプラーク細菌に抗菌性のあることも分かっています。フッ素の使用が今後の口腔保健戦略に欠かせないことは、広く認められています。そのため、1,000 ppm 以上のフッ素を加えた抗菌性洗口液を、高齢者の根面う蝕予防、さらにはデンタルプラーク形成抑制に常用してほしいと願っています。

ers. *J Periodont Res*, **42** : 156-161. 2008.
- Asano H., et al. : Fim type II of *Porphyromonas gingivalis* plays a role of the transmission in spouses. *J Periodontol*, **74** : 1355-1360, 2003.
- Saito T., et al. : Exposure of *Porphyromonas gingivalis* to noradrenaline reduces bacterial growth and elevates ArgX protease activity. *Arch oral Biol*. **56** : 244-250, 2011.
- Kurita-Ochiai T., et al. : Butyric acid induces apoptosis in inflamed fibroblast. *J Dent Res*, **87** : 51-55, 2008.
- Kato T., et al. : Periodontopathic bacterial endotoxin-induced tumor necrosisfactor α production was inhibited by exercise in mice. *FEMS Immu Med Microbiol*, **47** : 262-266. 2006.
- Soder PO., et al. : Early carotid atherosclerosis in subject with periodontal disease. Stroke, **36** : 1195-1200, 2005.
- Haraszthy VI., et al. : Identification of periodontal pathogens in atheromatous plaques. *J Periodontol*, **71** : 1554-1560, 2000.
- Ishihara K., et al. : Correlation between the detection periodontopathic bacterial DNA in carotid coronary stenotic artery plaque with dental plaque. *J Clin Microbiol*, **42** : 1313-1315, 2004.
- Li l., et al. : *Porphyromonas gingivalis* infection accelerates the progression of aterosclerosis in heterozygous apolipoprotein E-dependent murine model. *Circulation*, **105** : 861-867, 2002.
- Saito T., et al. : Obesity and periodontitis. *N Engl J Med*, **339** :482, 1998.
- Nishimura F., et al. : The periodontal host response with diabetes. *Periodontol 2000*, **43** :245-253, 2007.
- Okuda K., et al. : *Helicobacter pylori* may have only transient presence in the oral cavity and the surface of oral cancer. *Microbiol Immun*, **44** : 385-388, 2000.
- Ishihara K., et al. : Shared antigenicity of *Helicobacter pylori* and periodontopathic *Campylobacter rectus* strains. *FEMS Microb Lett*, **197** : 23-27, 2001.
- Okuda K., et al. : Adjuvant activity of *Propionibacterium acnes* isolated from the human oral cavity. *Arch oral Biol*, **22** : 113-117. 1977.
- Ando T., et al. : 1995. Heat shock proteins in the human periodontal disease process. *Microbiol Immunol*, **39** : 321-327, 1995.
- Ishihara K., et al. : Relationship between the onset of pustulosis palmaris et plantaris, chronic oral infections, and bacterial heat shock proteins. *Oral Microbiol Immun*, **15** : 232-237, 2000.
- Okuda K., et al. : Involvement of periodontopathic anaerobes in aspiration pneumoniae. *J Periodontol*, **76** : 2154-2160, 2005.
- Hasegawa K., et al. : Associations between systemic status, periodontal status, serum cytokine levels, and delivery outcomes in pregnant women with a diagnosis of threatened premature labor. *J Periodontol*, **74** : 1764-1770, 2003.
- Yoneyama T., et al. : Oral care and pneumonia. *Lancet*, **354** : 155, 2006.
- Abe S., et al. : Professional oral care reduces influenza infection in elderly. *Arch Gerontol Geriatri*, **43** : 157-164, 2006.
- Okuda M., et al. : Reduction of potential respiratory pathogens by oral hygienic treatment in patients undergoing endotracheal anesthesia. *J Anesthesiology*, **17** : 84-91, 2003.
- Boyle P., et al. : Mouthwash use and prevention of plaque, gingivitis and caries. *Oral Diseses*, **20** ; Suppl 1, 1-68, 2014.
- Robinson P., et al. : Manual versus powered tooth brushing for oral health. *The Cochrane Library*, 2009.
- Takarada K., et al. : A comparison of antibacterial efficacies of essential oils against oral pathogens. *Oral Microbiol Immun*, **19** : 61-64, 2004.
- Saad S., et al. : Comparative effects of various commercially available mouthrinse formulations on oral mal odor. *Oral Dis*, **17** :180-186, 2011.
- Gruscovin MG., et al. : Interventions for replacing missing teeth: maintaining and recovering soft tissue health around dental implant. *The Cochrane Library*, 2010.
- Okuda K., et al. : The effect of fluoride on the acid production activity of *Streptococcus mutans* and other oral streptococcus. *Swed Dent J*, **6** : 29-38. 1982.

参照文献

・奥田克爾他著，編集：最新口腔微生物学．一世出版，2009.
・奥田克爾著：デンタルバイオフィルムー恐怖のキラー軍団とのバトルー．医歯薬出版，2010.
・奥田克爾編集：オーラルヘルスと全身の健康（改訂版）．プロクター・アンド・ギャンブル・ジャパン株式会社，2011.
・奥田克爾：デンタルバイオフィルムとのバトルに抗菌性洗口液を活用する．歯界展望，**125**：1160-1169，2015.
・奥田克爾：[特集：動脈硬化症の新しいハイオマーカー]．慢性感染症「歯周病」動脈硬化予防，**14**：72-78，2015.
・奥田克爾：呼吸器感染症予防に不可欠な継続した口腔ケア．難病と在宅ケア，**20**：52-55，2015.
・奥田克爾：デンタルバイオフィルム慢性感染症と口臭．日本口臭学会雑誌，**4**：1-6，2013.
・奥田克爾：デンタルバイオフィルム感染症への抗菌薬療法の智慧．歯界展望，**122**：711-720，2013.
・奥田克爾他：バイオフィルム除去を目指した口腔ケアによる肺炎予防．化学療法の領域，**28**：283-291，2012.
・奥田克爾：腸内フローラシンポジウム 18、バイオフィルム形成歯周病原性細菌とメタボリックシンドロームの密接な関係．医歯薬出版，プロシィーデング，27-37，2010.
・奥田克爾：「歯性病巣感染」温故知新．歯科学報，**110**：288-291，2010.
・山田　毅著：病原体とヒトのバトル．医歯薬出版，2005.
・山田　毅著：口腔病原体が誘う死のスパイラル．医歯薬出版，2012.

・Price W A. : Nutrition and Physical Degeneration. A Comparison of Primitive and Modern Diets and Their Effects. 1939 年初版をもとに 1970 年から ThePrice-Pottenger Foundation Inc., 発行.（片山恒夫・恒志会訳「食生活と身体の退化」恒志会，発売　農村文化協会）2010.
・Price W A. : Dental Infections, Oral and Systemic（Vol 1), Dental Infections（Vol 2）and the Degenerative Diseases. Penton Publishing CO, 1923.
・Fisher M H. : Death and Dentistry. Springerfield, 1940.
・Billings F. : Focal Infection. Mouth Infection as A Source of SystemicDisease. Pacific D Gaz, 1917.
・Rosenau E C. : The pathogenesis of focal infection. Cosmos LX. 1918.
・Takazoe I., et al., : Experimental formation of "corn-cob" in vitro. *J Dent Res*, **57** : 384-387, 1978.
・Kolenbrander PE. : Oral microbial communities: Biofilms, and genetic systems. *Ann Rev Microbial*, **54** : 413-437, 2000.
・Okuda T., et al. : Synergy in biofilm formation between *Fusobacterium nucleatum* and *Prevotella species*. *Anaerobes* **9** : 110-116, 2011.
・Kohler B., et al. : Mutans streptococcus and caries prevalence in children after early maternal caries prevention : a follow-up at eleven and fifteen years of age. *Caries Res*, **44** : 453-456, 2010.
・Philip R., et al. : Xylitol-containing products for preventing dental caries in children and adults, Cochrane Library, 2015.
・Nakano K.,et al. : Demonstration of *Streptococcus mutans* with a cell wall polysaccharide specific to a new serotype, k, in the human oral cavity. *J Clin Microbiol*, **42** : 198-201, 2004.
・Sato Y.,et al. : *Streptococcus mutans* strains harboring collagen-binding adhesin. *J Dent Res*, **83** : 534-539, 2004.
・Nakano K., et al. : The collagen-binding protein of *Streptococcus mutans* is involved in hemorrhagic stroke. *Nat Commun*, Article number, 485, 2011.
・Miyatani F., et al. : Relationship between *cnm*-positive *Streptococcus mutans* and cerebral microbleeds in humans. *Oral Dis*, **21** : 886-893, 2015.
・Tonomura S., et al. : Intracerebral hemorrhage and deep microbleeds associated with *cnm*-positive *Streptococcus mutans*; a hospital cohort study. *Scientific Reports*, **6** : Article number 20074, 2016.
・Meinig G E. : Root Canal Cover-up. Price-Pottenger Nutrition Foundation（虫歯から始まる全身の病気—隠されてきた「歯原病」の実態．特定費営利活動法人　恒志会）2008.
・Kobayashi N., et al. : Colonization pattern of periodontal bacteria in Japanese children and moth-

あとがき
Afterword

東京歯科大学の初代微生物学講座の米澤和一教授は、母の小学校の同級生でした。わたしにはポリオウイルスに感染して発病して右足の麻痺などがあったことなどから、母は米澤先生に相談して東京歯科大学で学び口腔細菌学を生涯の仕事とすることを勧めた経緯があります。野口英世博士を畏敬されていた米澤先生は、ロックフェラー医学研究所などで24時間の研究主義を続けていたことから「野口は何時寝るのか」と言われていました。「午前中に一日、午後に一日、夕食後に一日として一日を三日に使え」が口癖でした。次いで、口腔細菌学の第一人者の高添一郎教授の指導を受けました。高添先生の卓越した国際感覚の教えのお陰でスウェーデンとアメリカの国費留学生試験に相次いで合格することができ、欧米で学び研究した内容も随所に盛り込むことができました。

海外留学後も素晴らしい研究仲間と大学院生たちと一緒に過ごすことが、わたしを成長させてくれました。海外留学生を含めて「一日を三日に使って、誰にもできないことをやれ」と言ってきました。ある大学院生に「特別老人ホーム入居者から朝起き直後の唾液採取」を命じました。「お年寄りは朝4時に起きますよ」、「じゃ、3時に起きて行きなさい」との会話を昨日のように思い出しながら、その研究内容も掲載しました。「歯周病と全身疾患との関係」や「健康長寿社会を支える口腔ケア」の内容は、厚生労働省の長寿科学研究に他大学の多くの研究者と携わって得たものです。国内外で歯科医療に取り組んでいたり、大学教授として最前線で活躍している仲間への感謝の気持ちでいっぱいです。

東京歯科大学建学者の血脇守之助先生は、野口英世博士を支援され世界に生み出されたことなどから、東京歯科大学と野口博士には連綿とした絆があります。歯科医師として最初の衆議院委員であった石塚三郎先生は、東京歯科の学僕として住み込んでいた野口博士と運命的出会いをされて起居を共にして勉学し、生涯にわたり野口博士を支えられました。1928年野口博士がガーナで殉職すると、新宿区大京町に野口英世記念会を設立され、その理事長としても運営に肝胆を砕かれ、親友の偉業を顕彰されました。高添先生は名誉教授になられてから、野口英世記念会の理事長として野口英世アフリカ賞の設立や野口英世記念会の猪苗代への移転そして記念館のリニューアルなどに尽力されてきました。

猪苗代湖畔の野口英世記念館の入場者は東京電力福島第一原発事故で激減しましたが、新装なった記念館では微生物学を身近に学ぶことができるようになり、入館者も徐々に増えてきています。生家の柱に彫った「志を得ざれば再び此の地を踏まず」は、大志を持つことの大切さを知ることができます。また、進行した梅毒患者の脳内に病原体トレポネーマ・パリダムを発見された燦然と輝く業績、そして「人類のために生き、人類のために死せり」の足跡を辿ることもできます。わたしは、野口英世記念会の理事として、リニューアルなった野口英世記念館を訪れて、人類は感染症と戦い続ける運命にあることなどを学んで欲しいと願っています。

本書の発行に協力を惜しまなかった妻ひろみ、口腔細菌学にも関心を示してくれた二人の娘の励ましがありました。医歯薬出版からは『デンタルプラーク細菌の世界』、『デンタルバイオフィルム』を発行させていただき編集者からたくさんのことを学ぶことができました、本書では種々のアドバイスと緻密な編集に携わっていただいた大城惟克氏に感謝の意を表します。

【著者略歴】

奥田克爾（おくだ かつじ）

1943年　富山県生まれ
1968年　東京歯科大学卒業
東京歯科大学微生物学講座助手，講師，助教授を経て1989年教授
1978年　スウェーデン政府留学生としてカロリンスカ大学留学
1979年　米国政府留学生としてニューヨーク州立大学に留学
1993年　厚生労働省長寿科学総合研究事業に参画（2005年まで）
2008年　東京歯科大学名誉教授
平成帝京大学薬学部教授（2010年まで）

千葉県立保健医療大学講師，公益財団法人野口英世記念会理事，歯周病学会，日本細菌学会，国際歯科研究会日本部会などの名誉会員，発表原英文論文212編，解説論文など52編，著書：医歯薬出版から『デンタルバイオフィルム』など41編

史上最大の暗殺軍団デンタルプラーク　ISBN978-4-263-44465-8

2016年3月20日　第1版第1刷発行
2020年4月10日　第1版第6刷発行

著　者　奥　田　克　爾
発行者　白　石　泰　夫

発行所　医歯薬出版株式会社

〒113-8612　東京都文京区本駒込1-7-10
TEL.（03）5395-7638（編集）・7630（販売）
FAX.（03）5395-7639（編集）・7633（販売）
https://www.ishiyaku.co.jp/
郵便振替番号 00190-5-13816

乱丁，落丁の際はお取り替えいたします　　印刷・あづま堂印刷／製本・愛千製本所